Manfred Backhaus

Gesund durchs ganze Jahr

Manfred Backhaus

Gesund durchs ganze Jahr

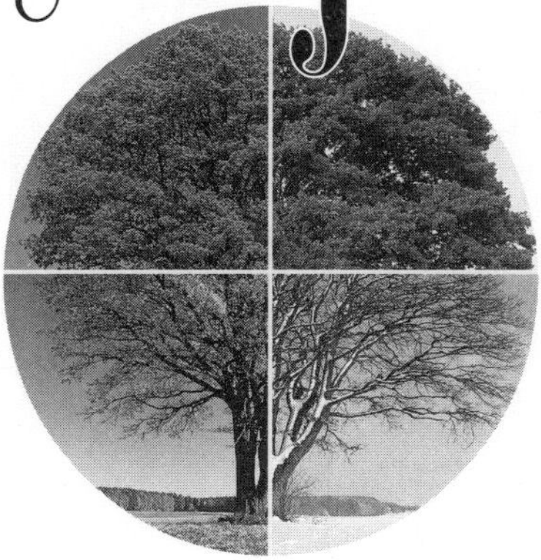

Das Praxisbuch
für die Selbstbehandlung

Herbig
Gesundheitsratgeber

Dieses Buch schont
die Umwelt durch
- chemiefreien Satz
- chlorfreies Papier
- folienfreie Verpackung

Umschlag: Atelier Bachmann, Reischach
Umschlagfotos: ZEFA, Düsseldorf
Herstellung und Satz: VerlagsService Dr. Helmut Neuberger
& Karl Schaumann GmbH, Heimstetten
Gesetzt aus 11/13 Punkt Optima auf LaserMaster 1000
Druck und Binden: Jos. C. Huber KG, Dießen
Printed in Germany
ISBN 3-7766-1773-X

Inhalt

Vorwort

Jeder Mensch hat seine eigene Lieblings-Jahreszeit. Der eine liebt die klare Kälte des Winters, der andere das frische Grün des Frühlings, in dem alles wieder zu neuem Leben erwacht, der dritte die Hitze und die Badefreuden des Sommers und ein letzter die Farben des Herbstes.
Doch welche Jahreszeit man auch bevorzugt — jede von Ihnen bringt Gefahren für die Gesundheit mit sich: Im Dezember belasten die oft zu schweren Mahlzeiten der Festtage unser Wohlbefinden, im März und April schlagen uns die sehnlichst erwarteten ersten Sonnentage oft ein Schnippchen, und wir holen uns eine Erkältung, im Juli dann können die Folgen übermäßiger Sonnenbäder und Insektenstiche uns das Leben verleiden, im Oktober quält uns oft der typische Husten, der durch zu trockene Heizungsluft entsteht. All diese Störungen unseres Befindens sind nicht nur lästig, sondern können durchaus zu einer ernsten Gefahr für unsere Gesundheit werden, wenn sie nicht behandelt werden.
Seit vielen Jahren gebe ich daher in der bekannten Zeitschrift »Frau mit Herz« Woche für Woche meinen Lesern Tips, wie sie — mit den ganz einfachen Mitteln der Natur- und Volksheilkunde — aktiv etwas für ihre Gesundheit tun und ihre Abwehrkräfte stärken können.
Alle diese Therapien haben sich bestens bewährt: Ich

selbst wende sie seit fast 20 Jahren in meiner Mainzer Praxis und meinem »ProVital ReEnergetic- und Naturheilzentrum« in Stromberg erfolgreich an.
Die besten der »Frau mit Herz«-Tips habe ich für dieses Buch überarbeitet und zusammengefaßt: So können Sie sich ganz persönlich jeden Monat, Woche für Woche, Ihren eigenen »Gesundheits-Fahrplan« zusammenstellen und wissen immer genau, wann Sie am besten vorbeugen können für die vielen kleinen Unpäßlichkeiten und ernsteren Gesundheitsstörungen, die uns das Jahr über bedrohen. Und wenn es Sie doch einmal »erwischt« hat, zeige ich Ihnen die Wege und Mittel, mit denen Sie eine erfolgreiche Selbsttherapie durchführen können, damit Sie auch weiterhin gesund durchs Jahr gehen.

Manfred Backhaus

Gesund im Januar

1 Vitamine — wichtige »Lebensstoffe« für eine gesunde Winterzeit

Das neue Jahr beginnt für viele Menschen mit Müdigkeit, Unlust und Leistungsschwäche. Schuld daran ist zum einen nicht selten der Feiertagsstreß, den die Festlichkeiten zu Weihnachten und Silvester so mit sich bringen. Schuld daran ist aber andererseits auch das Wetter, das Herz und Kreislauf belastet und von den körpereigenen Abwehrkräften Höchstleistungen fordert. So attackieren Schnee, Wind, Matsch und Regen jetzt jeden Tag unsere Gesundheit. Was unser Organismus deshalb braucht, ist alles, was die körpereigenen Abwehrkräfte stärken hilft. Schon seit langer Zeit wissen wir, daß die meisten Vitamine für die Gesunderhaltung unseres Körpers sehr wichtig sind. Deshalb haben sie auch den Namen »Vitamine«, das heißt »Lebensstoffe« bekommen. Vitaminmangel führt regelmäßig zu Erkrankungen. Das wohl bekannteste Beispiel hierfür ist der Skorbut, der bis zum 18. Jahrhundert der Schrecken der Seeleute war. Erst der deutsche Forscher Georg Forster war es, der auf die Idee kam, auf längere Seereisen Sauerkraut mitzunehmen. Das im Sauerkraut enthaltene Vitamin C sorgte dafür, die gefürchtete Krankheit zu vertreiben.

Inzwischen hat die Wissenschaft in der Vitaminforschung große Fortschritte gemacht. Man weiß deshalb, daß mit den richtigen Vitaminen auch »Erkältungskrankheiten« wirksam vorgebeugt werden kann. Die Industrie hat diese Marktlücke selbstverständlich schon vor langer Zeit erkannt und bietet deshalb zahllose Multivitamin-Fruchtsaftgetränke auf dem Markt an. Die meisten jedoch werden mit Zucker, dem Vitaminkiller Nummer eins, gesüßt und sind damit für eine gesunde Ernährung wertlos. Auch künstliche Vitamine in Form von Pulver oder Tabletten sind in großen Mengen im Handel erhältlich. Sicher kann man sich dieser Präparate in Gefahrenzeiten über einen kurzen Zeitraum bedienen, doch bei Dauereinnahme kann es durchaus zu Unverträglichkeitserscheinungen und somit auch zu gefährlichen Überdosierungen kommen. Besser und auf jeden Fall auch gesünder ist es, sich den notwendigen Bedarf an Vitaminen mit der eigenen Nahrung zuzuführen. Das ist auch gar nicht so schwer, denn da wir heute das ganze Jahr hindurch aus südlichen Ländern reichlich mit allen Arten Obst und Gemüse versorgt werden, können wir uns auch im Winter mit natürlichen Vitaminen ausreichend versorgen.
Damit Sie nun wissen, welche Vitamine gerade im Winter besonders wichtig sind, lesen Sie nachfolgend eine kurze Aufstellung.
Vitamin C: Dieses Vitamin kann der menschliche Organismus nicht selbst bilden. Sie müssen es ihm daher mit der Nahrung zuführen. Vitamin C ist zur Unterstützung unserer körpereigenen Abwehrkräfte außerordentlich wichtig. Es trägt darüber hinaus dazu bei, daß unsere Körperzellen ausreichend Sauerstoff aufnehmen und verarbeiten können. Es hilft außerdem beim Transport der lebenswichtigen Spurenelemente Eisen und Kupfer und ist zusätzlich in der Lage, aufgenommene Umweltgifte zu neutralisieren und zu zerstören.

Der tägliche Vitamin-C-Bedarf liegt bei etwa 75-100 Milligramm pro Tag und wird normalerweise durch unsere Ernährung gedeckt. Glücklicherweise kommt Vitamin C nämlich in vielen Obst- und Gemüsesorten reichlich vor. Am meisten ist es enthalten in der Hagebutte, in Sanddorn, in Paprika, Brokkoli, Johannisbeeren und Rotkohl. Es ist also ein Irrtum, daß Vitamin C vornehmlich in Apfelsinen, Zitronen oder Grapefruit vorkommt. Hier liegt der Vitamin-C-Anteil zwischen 39 und 65 Milligramm pro 100 Gramm Frucht. Bei der Hagebutte dagegen sind es 1250 Milligramm pro 100 Gramm Hagebutte! Wichtig zu wissen ist, daß Vitamin C beim Kochen seine Wirkung verliert. Vitamin-C-haltige Speisen sollten also möglichst wenig gekocht und am besten roh verzehrt werden. Und in Zeiten besonderer Beanspruchung unseres Körpers ist es ratsam, für zusätzliche Zufuhr zu sorgen. Auch schwangere Frauen oder Raucher haben einen erhöhten Vitamin-C-Bedarf.

Vitamin A: Dieses Vitamin spielt eine besondere Rolle bei der Abwehr von Infektionen, beim Schutz unserer Schleimhäute und bei der Verbesserung der Knochenbildung. Gerade in der dunklen Jahreszeit ist Vitamin A auch für unsere Augen sehr nützlich, da es das Nachtsehen verbessert und vor Nachtblindheit schützt. Vitamin A ist fettlöslich und muß daher immer zusammen mit fetthaltigen Nahrungsmitteln verzehrt werden. Vitamin A ist besonders reichlich enthalten in Karotten, in Paprika, Grünkohl, Kürbis, Chicorée, aber auch in Käse, Eigelb und Leber.

Vitamin B: B-Vitamine sind für den geregelten Stoffwechsel der Körperzellen und für die bessere Sauerstoffausnutzung des Organismus unentbehrlich. Ein Mangel an ihnen führt zu Abgespanntheit, erhöhter Infektanfälligkeit und Schleimhautschäden. B_1 ist vornehmlich in Weizen, Hafer und anderen Getreidesorten enthalten, aber auch in Kartoffeln, in Milch und in Haselnüssen. B_2 dagegen findet sich in Pilzen, in Nüssen, Spargel, Vollkornreis, Milch, Lachs und Heringen. Bierhefe ist ganz besonders Vitamin-B_2-haltig!

Vitamin D: Die Zuführung von Vitamin D ist in der dunklen Jahreszeit ganz besonders wichtig. Es ist eigentlich ein Hormon, das bei genügender »Zufuhr« von Sonnenbestrahlung vom Körper selbst hergestellt werden kann. Nur wenn — wie jetzt im Herbst und Winter — die Sonne fehlt, müssen wir es durch unsere Nahrung zusätzlich zuführen. Der wichtigste Vitamin-D-Lieferant ist der Lebertran, der zum Beispiel die Eskimos im dunklen Winter vor Mangelerscheinungen schützt. Besonders für die im Wachstum befindlichen Kinder ist Lebertran ein hervorragendes Aufbaupräparat. Wer den unangenehmen Fischgeschmack nicht mag, kann natürlich auch Lebertran in Kapselform zu sich nehmen. Allerdings ist die Lebertran-Konzentration in diesen Kapseln niemals so intensiv wie in frischem Lebertran.

Vitamin E: Wichtig für die Sauerstoffaufnahme des Körpers und damit auch für die Verbesserung der körpereigenen Abwehrkräfte ist Vitamin E. Es kommt besonders in Weizenkeimen, in Nüssen, Hülsenfrüchten und Blattgemüsen vor. Vitamin E gilt heute als hervorragendes Mittel, um Alterserscheinungen zu bekämpfen und den Alterungsprozeß zu bremsen. Die künstliche Zufuhr von Vitamin E können Sie sich aber ersparen, indem Sie jeden Morgen einen Frischkornbrei zu sich nehmen.

Sie sehen also, daß Sie die wichtigsten Vitamine nicht unbedingt als teure Kunstprodukte in der Apotheke kaufen müssen. Wenn Sie sich abwechslungsreich ernähren und eine vitalstoffreiche Vollwertkost bevorzugen, bekommen Sie die wichtigsten Vitamine gratis mitgeliefert.

2 Mineralien — Zellbausteine für die Gesundheit

Jedes Kind weiß heute, wie wichtig Vitamine für die Gesundheit und insbesondere für unsere Abwehrkräfte sind. Wer nur an Vitamine denkt, steht aber nur auf einem Bein. Ebenso wichtig wie die Vitamine sind nämlich auch die Mineralien und Spurenelemente.

Unser Körper ist ein sehr kompliziertes biochemisches System und braucht deshalb für sein gesundes Funktionieren ständig die Zufuhr von chemischen Elementen. Tritt ein Mangel dieser Elemente durch einseitige Ernährung oder Krankheit auf, können weitreichende, schwere Störungen des gesamten Organismus entstehen. Wissenschaftlich werden die notwendigen chemischen Grundstoffe dabei in Mineralien und Spurenelemente eingeteilt. Die Mineralien benötigt unser Organismus in größeren Mengen, die Spurenelemente nur in kleiner Dosierung.

Die Mineralien sind schnell aufgeführt. Es sind Kalzium, Magnesium, Kalium, Natrium, Schwefel, Phosphor und Chlor. Natrium und Chlor sind die Bestandteile des normalen Kochsalzes. Aus diesem Grund kommen Sie in unserer Ernährung ausreichend vor, brauchen also nicht zusätzlich in Form von Tabletten zugeführt werden. Zu den für unseren Körper wichtigen Spurenelementen gehören vor allen Dingen das bekannte und lebensnotwendige Eisen, weiterhin Kupfer, Selen, Mangan, Chrom, Fluor, Jod, Kobalt, Molybdän, Nickel, Vanadium, Zink und Zinn.

Die Wichtigkeit der Mineralien und Spurenelemente für unseren Körper sollte von niemandem unterschätzt werden. Der menschliche Körper besteht nämlich zu etwa 4% aus Mineralstoffen. Das heißt, daß ein Mensch von 75 Kilogramm Körpergewicht etwa 3 Kilogramm Mineralien mit sich herumträgt.

Eines der wichtigsten Mineralien ist das Kalzium. Es ist nicht nur am Aufbau unseres Knochengerüstes maßgeblich beteiligt, sondern es trägt auch ganz wesentlich zur Steigerung unserer Widerstandskräfte gegen Krankheiten bei. Kalzium können Sie sich übrigens ganz unproblematisch ohne Medikamente zuführen, wenn Sie täglich einen halben Liter Milch trinken oder entsprechend viel andere Milchprodukte zu sich nehmen. Außerdem ist Kalzium auch in verschiedenen Kohlsorten, in Wurzelgemüsen und in Zwiebeln enthalten.

Der »Gegenspieler« des Kalziums ist Magnesium. Magnesium aktiviert die körpereigenen Enzyme und ist deshalb ganz besonders wichtig für die Infektabwehr. In unseren Nahrungsmitteln ist Magnesium vorwiegend in Hülsenfrüchten, in Blattgemüsen, in einigen Gewürzpflanzen, Körnern, Nüssen, in Hefe, Melasse und in Kakao enthalten. Von besonderer Bedeutung ist Magnesium auch für das vegetative Nervensystem. Gerade jetzt in der dunklen Jahreszeit neigen viele Menschen zu Depressionen. Hier kann Magnesium helfen, indem es die Nerven stabilisiert. Wichtig ist Magnesium auch für das Herz, da es Streßbelastungen des Herzens entgegenwirkt und die Durchblutung des Herzmuskels fördert. Schon Prof. Dr. Manfred von Ardenne, der »Erfinder« der Sauerstoff-Mehrschritt-Therapie, schwört auf die Kombination von Sauerstoff und Magnesium. Er behauptet, daß die Einnahme von Magnesium-Präparaten in Verbindung mit der Sauerstoff-Mehrschritt-Therapie die wohl beste Vorsorge gegen Herzinfarkt sei.

Ein weiteres, wichtiges Mineral ist Kalium, denn es hat eine stark entwässernde Wirkung und sorgt so dafür, daß unerwünschte Giftstoffe aus unserem Körper ausgeschieden werden können. Kalium ist in allen pflanzlichen Produkten enthalten. Besonders konzentriert kommt es aber in Gewürzpflanzen vor. Auch mit Kresse, Kohl- und Blattgemüsen können wir uns ausreichend Kalium zuführen. Nicht vergessen werden darf in Deutschland natürlich die beliebte Kartoffel, die einer der wichtigsten Kaliumlieferanten ist. Wer gerne Obst ißt, kann mit Johannisbeeren, Trauben, Melonen und Bananen seinen Kaliumbedarf decken.

Etwas weniger wichtig für die Steigerung der körpereigenen Abwehrkräfte sind Phosphor und Schwefel. Allerdings hat sich Schwefel in der Homöopathie einen festen Platz erobert, denn er gilt hier als »Umstimmungsmittel«, das eine stark aktivierende Wirkung auf den Zellstoffwechsel hat.

Aus der Reihe der Spurenelemente ist das lebensnotwendige Eisen zu nennen. Eisen ist ein Bestandteil des roten Blutfarbstoffs und für die Gesunderhaltung unseres Körpergewebes unbedingt vonnöten. Wenn es uns an Eisen fehlt, können ernsthafte gesundheitliche Störungen auftreten. Besonders gefährdet sind hier Frauen, die ja allmonatlich mit ihrer Regelblutung Eisen verlieren.

Sind die Blutungen sehr stark, ist der Eisenverlust sehr groß und wird in dieser Zeit nicht ausreichend Eisen aufgenommen, kommt es schnell zur sogenannten Eisenmangel-Anämie. Die ersten Anzeichen davon sind eine blasse Gesichtsfarbe, Appetitlosigkeit, allgemeine Schwäche und dauernde Müdigkeit. Wenn solche Symptome bei Ihnen schon aufgetreten sind, kann ich Ihnen nur empfehlen, schnellstmöglichst eine Blutuntersuchung auf Eisen durchführen zu lassen, um so einen eventuellen Eisenmangel festzustellen. Besonders bedroht vom Eisenmangel sind auch vegetarisch lebende Menschen. Eisen kommt nämlich vor allen Dingen in tierischen Produkten vor. Auch Menschen, die gerade eine Abmagerungskur machen, sollten besonders darauf achten, eisenhaltige Nahrungsmittel zu sich zu nehmen. Davon gibt es eine ganze Menge, so daß die Auswahl nicht schwer fällt. Der Spinat galt zum Beispiel schon immer als ein wichtiger Eisenlieferant. Doch das Eisen aus dem Spinat kann von unserem Körper nur sehr schlecht aufgenommen werden, da die ebenfalls im Spinat vorhandene Oxalsäure das Eisen fest an sich bindet. Besser ist es dann schon, wenn man sich »Spinat« nicht aus Spinatpflanzen, sondern aus Brennesseln herstellt. Die Brennessel hat nämlich sehr viel Eisen — und ihr Eisen kann vom Körper gut resorbiert werden. Andere Pflanzen, die uns reichlich Eisen spenden, sind Kohlgemüse und Hülsenfrüchte. Wichtige Eisenlieferanten sind darüber hinaus auch so beliebte Gewürze wie Thymian, Majoran, Basilikum, Rosmarin oder Estragon. In einer guten Küche sind sie sowieso reichlich vorhanden, so daß die gesundheitsbewußte Hausfrau nicht an ihnen sparen sollte.

Auch im Fleisch ist reichlich Eisen enthalten, besonders in den inneren Organen wie Leber und Milz. Allerdings sollte Fleisch nicht im Übermaß gegessen werden, ganz besonders nicht die inneren Organe wie die Leber. Ernährungswissenschaftler haben schon vielfach davor gewarnt, daß sich gerade in der Leber giftige Schwermetalle ansammeln, die die Tiere zwangsläufig über die Nahrung zu sich nehmen.

Neben Eisen ist auch Kupfer ganz besonders an der Bildung des Blutfarbstoffes beteiligt. Für unsere körpereigenen Abwehrkräfte ist Kupfer deshalb sehr wichtig, weil es dazu beiträgt, Enzyme aufzubauen, und außerdem für die vermehrte Bildung von weißen Blutkörperchen sorgt. Bei Kupfermangel kommt es zu einer Verzögerung der Produktion der weißen Blutkörperchen, und damit ist unsere Abwehrkraft in Gefahr. Essen Sie deshalb öfter mal Fisch und Meerestiere. Ihr Fleisch enthält besonders viel Kupfer. Aber auch in der Leber, insbesondere von Gänsen, Schafen und Rindern, ist reichlich Kupfer vorhanden. Wer es natürlich lieber vegetarisch mag, kann auf Nüsse, Pilze und Hülsenfrüchte zurückgreifen. Eine besonders schmackhafte Form der Kupferversorgung für Kinder bietet der Kakao, der dann aber nicht mit Zucker, sondern mit Honig gesüßt werden sollte, da dieser nicht die Vitamine »killt«, sondern noch zusätzlich zur Stärkung der körpereigenen Abwehrkräfte beiträgt. Zur Stärkung der Abwehrkräfte ist auch ein anderes Spurenelement sehr wichtig, nämlich Zink. Zink hat die wichtige Eigenschaft, die Thymusdrüse, die Lymphozyten und die Freßzellen, also die Organe, die für unser Immunsystem besonders wichtig sind, gesund zu erhalten und zu stärken. Unser Körper ist allerdings bedauerlicherweise nicht in der Lage, Zink über längere Zeit zu speichern. Aus diesem Grund ist es ganz besonders wichtig, mit der Nahrung ständig Zink zuzuführen. Das gilt ganz besonders für Frauen, die die »Pille« nehmen, da die Einnahme dieses Empfängnisverhütungsmittels die Zinkresorption behindert. Auch schwergewichtige Menschen sind häufig vom Zinkmangel bedroht, da ihr Fettgewebe das Zink absorbiert.

Zinkmangel ist jedoch leicht zu erkennen. Er zeigt sich im Anfangsstadium durch Konzentrationsschwäche, später dann durch schlechte Wundheilung, durch ein Nachlassen des Geruchsinns und weiße Flecken auf den Fingernägeln. Auch Haarausfall kann durchaus die Folge eines seit längerer Zeit bestehenden Zinkmangels sein.

Feinschmecker mag die Nachricht freuen, daß in der Auster ganz besonders viel Zink enthalten ist. Doch auch wer zur Deckung seines Zinkbedarfs nicht soviel Geld anlegen will, kann sich helfen. Zink ist nämlich ebenso reichlich in Bierhefe und Weizenkeimen vorhanden. Das Spurenelement Selen ist erst in jüngerer Zeit von der Wissenschaft so richtig entdeckt worden. Erst in den letzten Jahren hat man die Wichtigkeit des Selens für die körpereigene Abwehrkraft nachweisen können. Heute jedoch weiß man, daß Selen ganz besonders wirkungsvoll gegen rheumatische Erkrankungen und gegen Krebs eingesetzt werden kann.

Die wichtigste Aufgabe des Selens ist es, die Körperzellen davor zu schützen, von den aggressiven Sauerstoffverbindungen, den sogenannten »freien Radikalen«, zerstört zu werden. Hier teilt sich das Selen die Aufgabe mit dem Vitamin E. Außerdem hat das Selen auch die Fähigkeit, giftige Schwermetalle an sich zu binden. Diese Eigenschaft wird heute immer wichtiger, da die Schwermetallbelastung ständig zunimmt.
Die Zufuhr von Selen ist mittlerweile kein Problem mehr. Zwar ist der Selengehalt der Nahrungsmittel sehr stark vom Vorkommen dieses Minerals in dem Boden abhängig, in dem diese Nahrungsmittel gedeihen, doch ist in unserer Standardnahrung Getreide immer noch eine ausreichende Menge von Selen zu finden. Wer seinem Körper jedoch zusätzlich noch etwas Gutes tun will, sollte darüber hinaus reichlich frischen Knoblauch essen. Diese »Wunderknolle« ist nämlich unter anderem ein wichtiger Selenspender.
Es ist also durchaus nicht notwendig, gleich zu Pillen oder Tropfen aus der Apotheke zu greifen. Durch unsere Ernährung können wir weitgehend den Bedarf an Vitaminen, an Mineralien und Spurenelementen decken. Gerade jetzt ist eine vitalstoffreiche Vollwertkost mit viel frischem Salat und Gemüse der beste Garant dafür, ausreichend Vitamine, Mineralien und Spurenelemente zu erhalten und mit einer so gestärkten Abwehrkraft gesund durch den Winter zu kommen.

3 Baden Sie sich gesund!

Vitamine und Mineralien bauen den Körper wieder auf und sorgen in der kalten Jahreszeit dafür, daß unsere Widerstandskräfte den Unbilden der Witterung Paroli bieten

können. Außer für eine solide Abwehrkraft des Organismus sollten Sie aber gerade in der dunklen Jahreszeit ganz besonders für eine Harmonie von Körper, Geist und Seele sorgen. Das ist gar nicht so schwer, denn ein warmes Bad sorgt sehr schnell wieder dafür, daß Sie sich rundum wohl fühlen und gleichzeitig etwas zur Vorbeugung und zur Erhaltung Ihrer Gesundheit tun.
»Ein Bad ist oft die beste Arznei«, hat schon Pfarrer Kneipp gesagt, und dieser Gedanke hat bis heute nichts an Wert verloren. Warme Vollbäder wirken beruhigend und lösen Verkrampfungen und Verspannungen. Sie tragen schnell dazu bei, Erregungszustände zu überwinden, beginnende Krankheiten im Keim zu ersticken und die Anspannungen und Sorgen des Alltags zu vergessen. Besonders empfehlenswert sind dafür natürlich Kräuterbäder: Die Wirkung des Bades wird durch die Heilkraft der Kräuterzusätze noch deutlich verstärkt.
Einiges sollten Sie jedoch dabei beachten. Auch ein warmes Vollbad darf nicht mehr als 34—45 Grad haben, da es sonst das Herz zu sehr belasten könnte. Bei einem warmen Vollbad sollten Sie zuerst mit den Beinen in die gefüllte Wanne steigen und dann im Stehen Brust, Rücken und Stirn mit Wasser benetzen. Danach können Sie sich langsam setzen und in der Wanne gemütlich ausstrecken. Je nach Konstitution und Temperatur des Wassers können Sie Ihr Bad zwischen 5 und 20 Minuten genießen. Duschen Sie sich dann nach dem warmen Bad möglichst kalt ab. Das stärkt die Widerstandsfähigkeit des Organismus und sorgt für eine bessere Durchblutung. Dadurch wird der Körper entschlackt, und frische Nährstoffe können an die Organe herangeführt werden. Im Gegensatz zu warmen Bädern sind heiße Bäder nicht jedermanns Sache. Nur Menschen mit einem gesunden Kreislauf dürfen ein heißes Vollbad nehmen. Wer aber unter zu hohem oder auch zu niedrigem Blutdruck leidet, Herz-

fehler hat, eine fortgeschrittene Arterienverkalkung oder eine Schilddrüsenfunktionsstörung sollte dagegen heiße Vollbäder meiden.
Wirksame Kräuterzusätze für Ihre Bäder gibt es natürlich in jeder Apotheke. Bewährt haben sich vor allen Dingen Präparate, die aus natürlichen Bestandteilen bestehen, seien es Extrakte oder Ölbäder. Kräuterbäder, die aus künstlichen Substanzen »nachgemacht« worden sind, sollten Sie nicht verwenden, da ihre Wirkung sehr zweifelhaft ist und durchaus auch schädliche Nebenwirkungen — wie zum Beispiel Allergien — auftreten können.
Nachstehend möchte ich Ihnen eine kurze Übersicht über die wichtigsten Kräuterbäder und ihre Einsatzmöglichkeiten geben:
Baldrianbäder: helfen bei Nervosität, bei Erschöpfungszuständen und Schlaflosigkeit, bei nervösen Herzbeschwerden, bei hohem Blutdruck, Beschwerden in den Wechseljahren und allen anderen Leiden, die irgendwie durch vegetativ-nervöse Funktionsstörungen hervorgerufen werden.
Fichtennadelbäder: sind bei ähnlichen Beschwerden zu empfehlen, aber auch bei Frauenerkrankungen, bei Blasenkrankheiten, bei Muskel- und Nervenschmerzen und anderen rheumatischen Beschwerden. Ebenso bei nervösen Herzbeschwerden und sogar bei Körpergeruch.
Arnikabäder: lassen sich dagegen bei schlecht heilenden Wunden, bei Gelenkschmerzen, bei Verrenkungen, Quetschungen, bei Blutergüssen und sogar bei Afterekzemen, trockener Rippenfellentzündung und Frauenkrankheiten einsetzen. Auch Lähmungszustände sind damit gut zu beeinflussen.
Heublumenbäder: haben sich gerade jetzt in der kalten Jahreszeit gut bewährt, denn sie helfen bei rheumatischen Schmerzzuständen, bei Ischias, bei Nervenentzüdung, aber auch bei Asthma, Bronchitis und Abszessen.

Haferbäder: haben eine ähnliche Wirkung. Sie helfen allerdings nicht nur bei Rheuma oder Gicht, sondern auch bei Krampfadern, bei Nieren- und Blasensteinen, bei Unterschenkelgeschwüren, schlecht heilenden Wunden und Bindegewebsschwäche.
Rosmarinbäder: helfen immer dann, wenn Sie in der dunklen Jahreszeit über Müdigkeit klagen und nicht so richtig in Gang kommen wollen. Sie kräftigen nicht nur Herz und Kreislauf, sondern heben auch zu niedrigen Blutdruck an. Außerdem helfen sie bei Ekzemen, Schwellungen, Stauchungen, schlecht heilenden Wunden und Frauenleiden.
Schafgarbenbäder: sind für all diejenigen, die sich an den Festtagen total »überfuttert« haben, und natürlich auch zur Vorbeugung für jene, die an den kommenden »tollen Tagen« so einiges vorhaben, die richtige Arznei. Sie helfen nämlich gegen Magen- und Darmstörungen, kurieren Leber- und Gallenleiden, bekämpfen Hämorrhoiden und Frauenkrankheiten und lindern winterliche Verrenkungen, Verstauchungen und Quetschungen. Aber auch empfindliche Hauterkrankungen, Abszesse, Hauteiterungen und aufgesprungene Hände lassen sich damit durchaus gut behandeln.
Wacholderbäder: Den Wacholder kennen Sie sicherlich schon als Küchengewürz. Doch auch als Badezusatz ist er hilfreich, wenn auch nicht so schmackhaft. Gerade jetzt in der naßkalten Winterzeit lassen sich mit Wacholderbädern erfolgreich allgemeine Müdigkeit und rheumatische Beschwerden behandeln.
Thymianbäder: sind gut gegen andere Nebenerscheinungen der kalten Jahreszeit, nämlich gegen chronische Bronchitis, akuten oder chronischen Husten, Asthma, kalte Hände und Füße. Darüber hinaus können Sie sie aber auch bei Quetschungen, Verrenkungen, Blutergüssen und Verstauchungen gut einsetzen, also immer dann, wenn es

gilt, die Folgen einer unfreiwilligen Rutschpartie auf eisglatten Wegen zu bekämpfen.

Kamillenbäder: werden seit alters her gegen Magen- und Darmkrämpfe, Leber- und Gallenstörungen, entzündliche Unterleibserkrankungen, Schwellungen, Blutergüsse und Quetschungen eingesetzt. Außerdem wirken sie bei Verrenkungen, Verstauchungen, Hautentzündungen und aufgesprungenen Händen bis hin zu Hauteiterungen, Abszessen und Furunkeln.

Wie gesagt: Ein Bad ist oft die beste Arznei. Also machen auch Sie sich die Wirkung der Heilkräuter zunutze. Gönnen Sie sich einmal ein gesundheitsförderndes, entspannendes und regenerierendes warmes oder heißes Vollbad. Vergessen Sie für ein paar Minuten die Hetze des Alltags, und genießen Sie die wohltuende Wirkung altbewährter Heilkräuter.

4 So schützen Sie Ihre Haut vor Kälte und Wind

Was gibt es schöneres im Winter, als im Schnee herumzutollen, Rodelpartien zu unternehmen oder auf Skiern durch den verschneiten Wald zu wandern? Gesund ist das allemal, denn die reine und klare Winterluft sorgt für eine Sauerstoffanreicherung des Körpers. Die Bewegung im Schnee aktiviert den Kreislauf und kräftigt die Muskeln. Doch wie alles auf der Welt hat auch das Wintersport-Vergnügen seine zwei Seiten. Denn was für Körper und Seele ein wahres Labsal ist, kann für die empfindliche und ungeschützte Gesichtshaut zur reinsten Strapaze werden. Die von Schnee und Eis reflektierten Sonnenstrahlen sind nämlich mitunter viel stärker, als man es von einem Sonnenbad im Sommer gewöhnt ist. Ehe Sie sich versehen, haben Sie einen kräftigen Sonnenbrand, und die Haut

schlägt Blasen. Darüber hinaus kann der trotz wärmender Sonnenstrahlen immer noch eisige Winterwind schnell dafür sorgen, daß die Gesichtshaut aufspringt und die empfindlichen Schleimhäute an den Lippen blutige Risse bekommen.
Vernüftige Vorbeugung ist auch hier besser als eine nachträgliche Behandlung. Schützen Sie deshalb Ihre Gesichtshaut mit einer fetthaltigen Tagescreme, die Sie bei Frost, Schnee und Wind ruhig etwas dicker auftragen sollten und so oft ergänzen müssen, wie es nötig ist.
Für alpine Skiläufer, die vornehmlich in der eisigen Kälte des Hochgebirges unterwegs sind, empfiehlt es sich außerdem, das Gesicht mit einer Gesichtsmaske aus Seide zu schützen. Seide klebt auch bei extremer Kälte nicht an der Haut fest, so daß zwischen Stoff und Haut immer ein schützendes und isolierendes Luftpolster bestehen bleibt. Eine derartige Seidenmaske können Sie sich unschwer selber herstellen oder aber auch in einem guten Sportgeschäft kaufen. Wenn Sie jedoch feststellen müssen, daß Ihre Haut bereits durch Wind und Kälte geschädigt wurde, dann bietet die Naturheilkunde immer noch eine Reihe von Möglichkeiten, die entstandenen Hautschäden wieder zu reparieren. Die meisten dieser Maßnahmen sind einfach zu bewerkstelligen und können auch im Urlaubshotel ohne Probleme durchgeführt werden.
Eines der häufigsten Hautprobleme, die im Winter auftreten, ist eine rissige, spröde und aufgesprungene Haut, wovon besonders die Lippen nicht verschont werden. In solchen Fällen können Sie sich mit Quark und Honig helfen. Streichen Sie Quark auf einen Leinenlappen auf und legen Sie ihn 10 bis 15 Minuten auf die aufgesprungenen Lippen oder die aufgesprungene Gesichtshaut. Danach können Sie noch etwas Honig auf Lippen und Gesichtshaut auftragen und ebenfalls 10 bis 15 Minuten einwirken

lassen. Diesen Vorgang sollten Sie öfter wiederholen, und Sie werden schon bald feststellen, daß die Haut wieder glatt und geschmeidig wird. Nach der Behandlung empfiehlt es sich allerdings, immer eine gute fett- und feuchtigkeitshaltige Creme aufzutragen.

Gegen leichte Entzündungen der Haut oder auch aufkommende Pickel haben sich Milchmasken gut bewährt. Verrühren Sie dafür ganz einfach Hefe mit lauwarmer Milch zu einem dicken Brei, den Sie dann auf das Gesicht aufpinseln. Die Augenpartien sollten Sie dabei frei lassen. Nach etwa 20 Minuten können Sie die Maske mit den Fingerspitzen abrubbeln, warm oder kalt nachwaschen und das Gesicht eincremen.

Eine andere sehr bewährte Maske ist eine Mischung aus Heilerde und Kamillentee. Verrühren Sie beides zu einem Brei und tragen Sie ihn ebenfalls auf die Gesichtshaut auf. Lassen Sie die Paste 5 Minuten einziehen und waschen sie dann anschließend lauwarm ab.

Etwas komplizierter ist eine Maske aus Quittenkernschleim herzustellen. Sie bekommen diesen Quittenkernschleim durch Ansetzen von Quittenkernen in Wasser. Mit diesem Quittenkernschleim können Sie dann Umschläge auf die entzündete, aufgesprungene oder rissige Haut machen, wobei Sie auch die — natürlich geschlossenen Augen — einbeziehen können. Die entzündungswidrigen Wirkstoffe der Quitte, zum Beispiel das Pektin, werden schon bald dafür sorgen, daß Ihre Haut wieder angenehm weich und glatt wird.

Sehr wirkungsvoll bei aufgesprungener Haut im Gesicht und auch an den Händen ist ein Brei aus dick eingekochten Leinsamen und Honig. Mit diesem Brei sollten Sie wiederholt Umschläge auf die betroffenen Hautpartien machen.

Vergessen Sie jedoch bei all diesen Tips nicht, daß so manche Hautunreinheit oder Hautstörung, die sich im

Winter besonders bemerkbar macht, durch Erkrankungen innerer Organe verursacht wird. Nicht selten ist auch »unreines« Blut dafür verantwortlich oder eine Störung des Darmes. Bei chronischen Hauterkrankungen ist es daher immer wichtig, eine gründliche Untersuchung vornehmen zu lassen, zu der auch eine Untersuchung des Blutes und des Stuhles gehört. Sehr häufig ist nämlich eine falsche Bakterienbesiedelung, also eine sogenannte »Dysbakterie« des Darmes, oder sogar ein Pilzbefall der Darmschleimhaut an Hautunreinheiten und an vielen anderen Erkrankungen schuld.
Denken Sie auch daran, daß Gesundheit von innen kommt. Gerade im Winter ist deshalb eine gesunde Ernährung mit vitamin- und vitalstoffreicher Vollwertkost, viel rohen Gemüsen und Salaten eine wichtige Voraussetzung für eine stabile Gesundheit. Alles, was den Organismus belasten könnte, ist dagegen möglichst zu meiden, also auch scharfe Schnäpse, scharfe Gewürze, starker Kaffee, schwarzer Tee und Nikotin.

Gesund im Februar

5 Schnelle Hilfe bei Frostbeulen

Die ersten Schneeflocken lassen jedes Kinderherz höher schlagen. Nach trüben und regnerischen Herbsttagen können groß und klein nun endlich wieder draußen in der weißen Pracht herumtollen. Schneeballschlachten, Rodelpartien, Schlittschuhlaufen — die Freuden des Winters nehmen jung und alt gefangen. Wer achtet da schon darauf, ob er kalte Füße, eisige Hände oder auch frostrote Ohren bekommt. Das gehört eben zum Winter dazu. Was so selbstverständlich hingenommen wird, wird der Gesundheit gefährlich: Ehe man es richtig bemerkt, hat sich die Haut dann plötzlich an manchen ungeschützten Stellen dunkelrot bis bläulich verfärbt, haben sich kleine Knoten an den Füßen, Fingern und Ohren oder auch an den unterkühlten Unterschenkeln gebildet, und sich teigige Schwellungen entwickelt, die schmerzen, jucken, brennen und besonders berührungsempfindlich sind. Frostbeulen sind entstanden!
Gerade in der kalten Jahreszeit führen derartige oberflächliche Erfrierungen zu unangenehmen Überraschungen. Besonders Menschen, die schon unter Störungen des Gefäßsystems, also zum Beispiel unter Blutarmut, Kreislaufstörungen und dergleichen leiden, sind hier besonders ge-

fährdet. Aber auch eine schlechte Ernährung, eine mangelhafte Abhärtung gegen Kälte und Nässe oder eine allgemeine körpereigene Abwehrschwäche begünstigen die Bildung von Frostbeulen. Extrem gefährdet sind natürlich alle Körperteile, die der Kälte ungeschützt ausgeliefert sind. Aber auch Füße, die durch zu enges Schuhwerk oder feuchte Strümpfe »mißhandelt« wurden, werden gerne von Frostbeulen heimgesucht.

In besonders schweren Fällen müssen diese Frostbeulen natürlich vom Arzt behandelt werden. In der Regel wird er Ihnen durchblutungsfördernde Mittel verschreiben, die den entstandenen Schaden an der Haut wieder ausbessern helfen. Wichtiger ist aber eigentlich, daß Sie selbst bei den ersten Anzeichen von Frostbeulen sofort Gegenmaßnahmen ergreifen. Wenn Sie also bei Ihren Kindern und auch bei sich selbst nach einem turbulenten Wintertag im Freien plötzlich zu Hause feststellen, daß Sie bläulich verfärbte, juckende, brennende und schmerzende Hautstellen haben, machen Sie am besten sofort Wechselbäder.

Tauchen Sie die befallenen Gliedmaßen 5 Minuten in ca. 37 Grad warmes Wasser und lassen danach dann 10 Sekunden kaltes Wasser drüberlaufen. Diesen Vorgang müssen Sie dreimal wiederholen. Reiben Sie anschließend die befallenen Stellen kräftig mit frischem Zitronensaft, Arnika-Tinktur oder auch Kampferspiritus ein oder machen Sie einfach Auflagen mit geriebenem Meerrettich oder frisch geriebenen Zwiebeln. Die Auflagen sollten Sie über Nacht auf die Frostbeulen einwirken lassen. Auch ein Quarkwickel, den Sie auf dieselbe Weise anwenden, bringt schnelle Linderung.

Sehr angenehm sind natürlich auch Bäder. Besonders geeignet sind Bäder mit Eichenrinde. Nehmen Sie dafür etwa 200 Gramm Eichenrinde — Sie bekommen sie in der Apotheke —, geben Sie sie in 2 Liter Wasser und lassen

Sie das Ganze 15 Minuten kochen. Danach sieben Sie den Sud ins Badewasser, das etwa 36 bis 38 Grad haben sollte. Bleiben Sie dann 30 Minuten in der Wanne.
Ein altes Hausmittel ist auch die Roßkastanien-Kampfer-Tinktur. Geben Sie 50 Gramm Roßkastanien-Flüssigextrakt und 20 Gramm Kampfer in etwa 1 Liter klaren Schnaps, also zum Beispiel in Korn, Gin oder ähnliches, und reiben Sie die Frostbeulen morgens und abends etwa 5 Minuten lang ein. Bewährt haben sich auch Pinselungen, mit denen der Stoffwechsel des Bindegewebes aktiviert wird. Hervorragend geeignet ist zum Beispiel eine Tinktur aus einem Teil Tormentill oder Blutwurzelextrakt mit 5 Teilen Glyzerin. Diese Mischung wird dann auf die Frostbeulen aufgetragen.
Natürlich helfen Ihnen auch durchblutungsfördernde Salben mit Hirudin, Aescin, Heparin oder ähnlichen Wirkstoffen weiter. Reiben Sie diese Salben kräftig auf und um die Frostbeulen herum ein.
Denken Sie daran: Unbehandelte Frostbeulen können Sie Ihr Leben lang plagen. Sie kommen nämlich jeden Winter wieder. Natürlich darf sich eine Frostbeulen-Behandlung nicht nur auf örtliche Maßnahmen beschränken. Es ist schon sehr wichtig, daß Sie Ihre gesamte Lebens- und Ernährungsweise umstellen. Sorgen Sie also im Winter immer für trockene Füße und für passendes Schuhwerk. Ziehen Sie sich immer entsprechend der Witterung warm an. Härten Sie Ihren Körper rechtzeitig ab: Machen Sie schon im Sommer Luft- und Sonnenbäder, Wechselduschen, Trockenbürsten und viel Gymnastik an der frischen Luft.
Stellen Sie Ihre Ernährung auf eine vitalstoffreiche Vollwertkost um. Meiden Sie Kochsalz oder kochsalzhaltige Nahrungsmittel. Meiden Sie aber auch Schweinefleisch und alle daraus hergestellten Produkte. Essen Sie überhaupt nur wenig Fleisch. Bevorzugen Sie statt dessen Salate, Gemüse und Obst mit viel Vitaminen und einem ho-

hen Mineralstoffgehalt. Meiden Sie weißen Zucker, denn Zucker ist ein Vitaminkiller. Süßen Sie Ihre Speisen und Getränke stattdessen mit Honig, der wichtige Vitalstoffe enthält. Bevorzugen Sie Vollkornprodukte und meiden Sie weißes Mehl. Reduzieren Sie Ihre Genußmittel wie Alkohol, Nikotin und Koffein. Kurz: Leben Sie einfach gesünder und versuchen Sie Ihren Körper zu stärken, statt ihn mit Giftstoffen zu schwächen. Einen besseren Gefallen können Sie sich und Ihren Kindern überhaupt nicht tun.

6 Muskelriß und Muskelkrampf — schmerzhafte Folgen mangelnden Trainings

Jetzt ist Hochsaison für Wintersportler. Auf allen Bahnen und Pisten tummeln sich die Rodler und Skiläufer nach Herzenslust. Mancher aber erlebt insbesondere an den ersten Tagen dann eine schmerzhafte Überraschung. Plötzlich gibt es nämlich Krämpfe in den Waden oder in den Oberschenkeln, und in vielen Fällen droht sogar ein schmerzhafter Muskelriß, der jedes weitere Wintervergnügen in dieser Saison unmöglich macht.
Alle Jahre wieder beobachten Sportärzte zu Beginn der Ski- und Rodelsaison eine deutliche Zunahme solcher Muskelkrankheiten. Schuld daran ist die Maßlosigkeit der Wintersportler, die vielfach sich selbst überschätzen und meinen, daß sie beim ersten Schnee wieder voll einsatzfähig sind, auch wenn sie vorher nicht trainiert haben. Die Strafe folgt dann auf dem Fuß. Ist die Muskulatur nämlich nicht genügend auf den sportlichen Einsatz vorbereitet, kann sie bei plötzlichen Höchstleistungen nicht mehr ausreichend mit Nährstoffen, also mit Blut und Sauerstoff, versorgt werden. Es kommt zum Sauerstoffmangel, zu Durchblutungsstörungen und Unterversorgung mit wichti-

gen Mineralien und dadurch schließlich zu Krämpfen oder im schlimmsten Falle sogar zu einem Muskelriß.
Nur wer gut vorbereitet ist, kann seinen Sport so richtig ohne Reue genießen. Waldlauf, Fahrradfahren und vorbereitende Skigymnastik sollten daher für jeden Wintersportler zur Pflicht werden. Nur eine durchtrainierte, gut durchblutete und unverkrampfte Muskulatur ist in der Lage, den Anforderungen des Wintersports gerecht zu werden. Unterversorgten Muskeln dagegen droht der Muskelkrampf, harten und verspannten Muskelsträngen der Muskelriß. Vorbeugen ist also auch für Wintersportler besser als Heilen.
Empfehlenswert ist es daher, eine Winter-fit-Kur durchzuführen, wie wir sie zum Beispiel in unserem »ProVital Re-Energetic- und Naturheilzentrum« im Golf Hotel »Park Village« im idyllischen Hunsrück-Örtchen Stromberg anbieten. Fitneß-Training auf Skilanglauf-Trainern oder Ergometer bei gleichzeitiger Inhalation von ionisiertem Sauerstoff im Sinne der Sauerstoff-Mehrschritt-Therapie gehört ebenso dazu wie die Verabreichung regenerierender und abwehrstärkender Organ-Frisch-Extrakte — zum Beispiel Thymus-THX- oder unsere PsychAktiv-Kur, eine im ProVital-Zentrum entwickelte Kombination aus Edelstein-Meditation, Meridian-Massage, ReiKi, Farb- und Musiktherapie, die für eine tiefgreifende Harmonisierung von Körper, Geist und Seele sorgt. So können auch Sie fit durch den Winter kommen.
Doch was können Sie tun, wenn es Sie nun trotzdem erwischt hat? Wie bei allen Erkrankungen ist natürlich auch bei einem Waden- oder Oberschenkelkrampf die Therapie abhängig von der Ursache. Ist der Wadenkrampf eindeutig auf eine Überbelastung der Beinmuskulatur zurückzuführen, wird kaum eine längere Behandlung nötig sein. Erwischt Sie der Krampf gerade beim Laufen oder Stehen, sollten Sie sich hinsetzen, sich mit den Armen auf-

stützen und das Knie des betreffenden Beines nur leicht angezogen halten. Ziehen Sie dann die Fußzehen des betreffenden Fußes möglichst weit nach oben oder lassen Sie — was noch besser ist — den ganzen Fuß von einem Helfer mit ganzer Kraft mit der Fußspitze schienbeinwärts drücken, so daß die Wadenmuskulatur in die Länge gezogen wird. Auf diese Weise löst sich der Wadenkrampf, der ja lediglich ein Zusammenziehen der Wadenmuskulatur ist, am schnellsten. Danach dürfen Sie das betreffende Bein vom Knöchel bis zum Knie gut durchmassieren, die Wadenmuskeln leicht nach oben ausstreichen und kräftig kneten und schütteln.

Überrascht Sie der Krampf nachts im Bett, sollten Sie möglichst sofort aufstehen und versuchen umherzugehen. Ist das noch zu schmerzhaft, stoßen Sie mit der Fußsohle kräftig gegen das Bettende oder nehmen die Fußspitze in die Hand und versuchen Sie das Bein auszustrecken, wobei Sie die Fußspitze straff anziehen müssen. Auch dadurch wird die Wadenmuskulatur wieder gestreckt und der Krampf gelöst.

Zwar wird meistens die Wade von Krämpfen heimgesucht, doch mitunter trifft es auch die Rückseite der Oberschenkel. In solchen Fällen sollten Sie sich dann gleich auf den Rücken legen und das verkrampfte Bein mit der Fußspitze anheben. Lassen Sie dabei das Knie ganz gestreckt und versuchen Sie nun, das Bein mit einem federnden, intensiven Druck soweit wie möglich aufwärts zu heben, bis Sie einen kräftigen Widerstand spüren. Danach lassen Sie wieder locker. Diese Prozedur können Sie nun mehrmals hintereinander durchführen, wobei sich der Krampf normalerweise von selber löst. Wenn Sie einen Helfer zur Hand haben, geht es natürlich leichter. Er sollte dann von der Ferse aus das Fußgelenk des betreffenden Beines mit einer Hand umfassen und mit der anderen auf die Kniescheibe drücken, so daß das Knie völlig durchgedrückt wird. Auch dann muß das Bein wieder von der Ferse aus gestreckt nach oben gedrückt werden, bis ein Widerstand auftritt. Hat sich der Krampf etwas gelöst, sollten Sie sich erheben und das betroffene Bein leicht gebeugt mit dem Fuß auf den Boden stellen. Der betroffene Oberschenkel muß dann leicht massiert, ausgestrichen und gut durchgeschüttelt werden.

Hilfreich ist es immer, wenn nach einem Krampf die betreffende Muskulatur mit Franzbranntwein oder Kampferspiritus eingerieben wird. Bewährt haben sich auch feucht-kalte Essigwickel. Diese Anwendung sollten Sie auch schon vorbeugend durchführen, wenn Sie wissen, daß Sie Ihre Muskulatur überanstrengt haben und möglicherweise ein Krampf droht. Zusätzlich ist es dann empfehlenswert, die Muskulatur von den Fußknöcheln zum Herzen hin auszustreichen, damit die in der Muskulatur durch die Anstrengung angehäuften Stoffwechselschlacken rascher abgebaut werden können. Besonders entspannend wirkt dann noch ein anschließendes Vollbad mit Heublumenextrakt.

Schwieriger wird es schon bei einem Muskelriß. Hier ist die ärztliche Behandlung unumgänglich. Bei einem größeren Riß müssen mit einer Muskelnaht die Muskelfasern wieder zusammengenäht werden. Bei einem kleineren Riß dagegen reicht es aus, wenn das Bein längere Zeit ruhiggestellt und eine elastische Binde angelegt wird. Zum Gehen wird allerdings meistens ein Stock oder sogar eine Krücke notwendig sein. Die Ausheilung eines solchen Muskelrisses kann bis zu mehreren Wochen dauern. Sie läßt sich aber durch einige bewährte naturheilkundliche Behandlungsmethoden deutlich beschleunigen.

Zur Verbesserung der Durchblutung des geschädigten Muskels haben sich zum Beispiel regelmäßige feucht-heiße Wärmepackungen bewährt. Verwenden Sie in einem solchen Fall Kartoffelbrei-, Heublumen- oder Haferstrohpackungen. Zusätzlich müssen Sie heiß-kalte Wechselduschen auf die betroffenen Muskeln durchführen. Wenn Sie allerdings die Wärme nicht vertragen, können Sie auch kalte Packungen machen. Am besten sind hier Eisbeutelauflagen oder Einreibungen mit gekühltem Franzbranntwein, Alkohol, bzw. kaltem Quark. Das zieht die Giftstoffe aus der Muskulatur und lindert etwa vorhandene Entzündungen im Muskel. Gegen die Entzündungen und zur Verbesserung der Durchblutung empfehlen sich dann außerdem Dragees mit proteolytischen Enzymen, wie zum Beispiel Wobenzym oder Phlogenzym.

Außerdem hat es sich bewährt, die betreffende Muskelpartie zu baunscheidtieren, also mit einem speziellen Gerät die Haut anzusticheln und dann mit einem milden Hautreizöl einzureiben. Das zieht die Schlack- und Entzündungsstoffe aus dem Muskelgewebe und leitet sie über die Haut ab.

Darüber hinaus sollten regelmäßig Ultraschallbehandlungen mit anschließendem Einsatz eines pulsierenden Magnetfeldes durchgeführt werden. Die Ultraschallbehandlung wirkt wie eine leichte Bindegewebsmassage in den tieferen Gewebsschichten und lockert die Muskulatur, so daß sie sich schneller regenerieren kann. Die Behandlung mit dem pulsierenden Magnetfeld dagegen hat sich ganz besonders bei Knochenbrüchen und Muskelrissen bewährt, da sie nicht nur die Durchblutung deutlich verbessert, sondern auch das Zellgewebe mit Sauerstoff anreichert. Dadurch werden Entzündungen abgebaut, und jede Zelle wird mit neuer Energie aufgeladen. Der Heilungsprozeß kann damit beschleunigt werden.

Am besten ist es aber, Sie lassen es gar nicht erst soweit kommen. Trainieren Sie also schon vor Ihrem Winterurlaub die Muskulatur durch entsprechendes Trockentraining. Wärmen Sie sich außerdem ausgiebig auf, bevor Sie sich auf den Schlitten setzen oder auf die Skier steigen.

Nur warme Muskeln sind belastbar, bei kalten Muskeln dagegen ist eine schmerzhafte Erfahrung schon vorprogrammiert.

7 So verjagen Sie Ihren Kater

Jetzt geht es wieder rund, denn die tollen Tage stehen vor der Tür. Entlang des Rheins stehen die Narren in den Startlöchern, und die Korken knallen. Wein, Bier, Sekt und schärfere Alkoholika gehören natürlich dazu, wenn man in ausgelassener Stimmung die närrische Zeit gebührend feiern will. Doch die Fastnachtsnächte sind lang — und wer sie aufrecht und ohne Alkoholschäden überstehen will, muß schon eine stabile Gesundheit haben, hart im Nehmen sein oder mit den flüssigen Stimmungsmachern zurückhaltend umgehen. Denn einen »Affen« hat man sich schnell geholt, und wenn sich danach der »Kater« im Genick festgekrallt hat, wird man ihn so leicht auch nicht mehr los. Vorbeugen ist also besser als Heilen. Wichtig ist, daß Sie den Start ins Fastnachtsgetümmel nicht mit leerem Magen machen. Nehmen Sie als erstes eine richtige Mahlzeit zu sich. Gegrillte Würstchen mit Pommes frites oder Pizza aus der Hand, die Sie während der Fastnachtstage an den vielen »Freßbuden« sicherlich überall kaufen können, sind nicht die richtige Grundlage für einen ausgedehnten Fastnachtsumtrunk. Allenfalls können Sie diese kleinen Imbisse zwischendurch noch zur Aufbesserung Ihrer Alkoholgrundlage zu sich nehmen. Die zusätzlichen Kalorien sollten Sie durch intensive Tanzeinlagen wieder abarbeiten, damit Sie nach den tollen Tagen keinen Schreck bekommen, wenn Sie sich auf die Waage stellen.
Nun zum Thema Alkohol. Die wenigsten sind so stand-

haft, daß sie das Karnevalstreiben ohne ein »paar Gläschen« überstehen. Daran ist sicherlich auch nichts auszusetzen, denn Alkohol löst die Hemmungen und sorgt für ausgelassene Stimmung. Doch auf die Menge kommt es an. Schon Paracelsus, der berühmte Arzt des Mittelalters, wußte, daß die Dosis das Gift macht. Kleine Mengen Alkohol wirken anregend, beschwingend, entkrampfend, stimmungsaufhellend. Bei zu großen Mengen jedoch läßt die Konzentrationsfähigkeit nach, man verliert die Kontrolle über sich, wird eventuell noch aggressiv und läßt sich zu Dingen hinreißen, die einem hinterher nur noch leid tun können. Auch im Nachhinein ist Alkoholkonsum nicht gerade angenehm. Magenschleimhautreizungen mit Übelkeit, Erbrechen, Bauchschmerzen und Durchfällen sind dabei ebenso häufig wie ein gewaltiger »Brummschädel«, Kreislaufstörungen und Schwindel.
Alle Statistiken über die Menge, die ein Mann oder eine Frau im Durchschnitt vertragen können, ohne sich zu schaden, sind sicherlich nur graue Theorie. Sie müssen selbst am besten wissen, wieviel Sie sich zumuten können. Wenn Sie zu den Menschen gehören, die die Wirkung des Alkohols erst dann spüren, wenn Sie schon »aus den Schuhen kippen«, dann springen Sie einmal über Ihren eigenen Schatten und hören Sie auf Ihre Frau bzw. Ihren Mann. Der Partner kann in der Regel viel besser beurteilen, wann Sie genug haben. Um diesen Punkt nun möglichst lange hinauszuzögern sollten Sie eine altbewährte Regel erprobter Partygänger beherzigen:
Trinken Sie niemals verschiedene Sorten von Alkohol durcheinander. Verzichten Sie auf die »harten Sachen«, meiden Sie Schnäpse und Likör. Wählen Sie am besten zwischen Bier, einem guten Wein oder trockenen Sekt, und bleiben Sie bei dem, wofür Sie sich entschieden haben. Seien Sie besonders vorsichtig bei Bowlen, es sei denn, Sie wissen genau, was drin ist. Verträglich sind

Bowlen, die nur mit Wein und Früchten, aber ohne Schnaps und Likör angesetzt sind. Besonders prickelnd schmecken sie, wenn sie erst im Glas mit einem Schluck Sekt aufgefrischt werden. Diese Wein-Sekt-Bowlen sind weitaus bekömmlicher als die zu Kopf steigenden Mischungen mit Likör oder Cognac.
Vergessen Sie auch nicht, daß Alkoholika nicht zu Durstlöschern werden sollten, sondern nur zum Genießen da sind. Trinken Sie Mineralwasser mit oder auch ohne Kohlensäure, wenn Sie Durst haben. Trinken Sie viel davon, denn auch so können Sie einem Kater vorbeugen. Der vermehrte Alkoholgenuß führt nämlich zu häufigerem Wasserlassen, und dabei verlieren Sie Mineralien. Das aber kann schon bald zu Schwäche, Schwindel und Kopfschmerz führen, dem Sie vorbeugen, indem Sie mit viel Mineralwasser die Mineralien wieder ersetzen.
Haben aber alle guten Ratschläge nichts geholfen und Sie werden nun für Ihre »Trinklust« mit Kopfschmerzen, Magenschmerzen, Übelkeit und Erbrechen geplagt, dann sollten Sie keinesfall zu chemischen Arzneimitteln greifen. Damit können Sie Ihren Körper jetzt nur noch mehr vergiften. Stattdessen sollten Sie für eine natürliche Entgiftung sorgen und sich an ein paar alte, aber bewährte Hausmittel erinnern. Oftmals können Sie den Kater am Morgen schon verscheuchen, indem Sie ein kleines Gläschen von dem alkoholischen Getränk zu sich nehmen, das Sie als letztes am Abend getrunken haben.
Sehr hilfreich ist auch ein Tee, den Sie aus Tausendgüldenkraut, Odermennig und Wermut zubereiten. Nehmen Sie zwei Teelöffel von dieser Teemischung und überbrühen Sie sie mit heißem Wasser. Lassen Sie das Ganze 5 Minuten ziehen und trinken Sie es ungesüßt und schluckweise.
Haben Sie Probleme mit dem Kreislauf, dann sollten Sie einen Tee aus Rosmarin und Melisse trinken. Nehmen Sie

2 Teelöffel der Mischung und überbrühen Sie sie mit heißem Wasser. 5 bis 10 Minuten sollte der Tee ziehen, dann abgießen und ungesüßt schluckweise trinken. Gegen Kreislaufbeschwerden hat sich auch Pfefferminzöl sehr gut bewährt. Nehmen Sie einen Tropfen davon auf die Zunge und reiben Sie sich ein bis zwei Tropfen an die Schläfe und unter die Nase. Das belebt sofort und aktiviert die Durchblutung.
Gegen »Brummschädel« hilft oft, wenn Sie den Kopf ins kalte Wasser tauchen. Auch eine Tasse starken Espresso, in den Sie den Saft einer halben Zitrone gepreßt haben, wirkt Wunder. Es schmeckt zwar scheußlich, ist dafür aber um so wirksamer. Sitzt Ihnen der Kater mehr im Nacken, haben Sie also Kopfschmerzen, die vom Nacken nach oben ziehen, machen Sie sich eine Nackenmassage. Akupressieren Sie sich dabei ganz besonders die Stellen am Hinterkopf, an denen die Nackenmuskulatur beginnt. An den Außenseiten dieser beiden Muskelstränge haben Sie zwei ganz besonders empfindliche Punkte. Drücken Sie an dieser Stelle fest mit dem Daumen hinein und streichen Sie nach oben aus.
Quält Sie der Kopfschmerz mehr in der Stirn, dann können Sie fast sicher sein, daß Ihnen hier Ihre Bauchspeicheldrüse, Ihre Galle und Ihre Leber signalisieren wollen, daß sie gründlich genug vom Alkohol haben. Abhilfe schafft ein Tee aus der Wurzel der Schwertlilie und der Brennessel. Beides fördert die Entgiftung und sorgt dafür, daß Ihre Organe schneller wieder gereinigt werden.
Häufig meldet sich auch der Magen zu Wort. Saueres Erbrechen, Übelkeit, Magen- und Darmschmerzen sind die deutlichen Anzeichen dafür, daß Ihnen der Alkoholgenuß eine Schleimhautreizung eingebracht hat. Schnelle Hilfe bringt Ihnen hier eine »Rollkur«. Trinken Sie dazu morgens nüchtern eine Tasse Kamillentee, am besten schon im Bett. Legen Sie sich danach 5 Minuten auf den Rücken,

5 Minuten auf den Bauch und schließlich noch 5 Minuten auf die rechte Seite. Auf diese Weise kann der Kamillentee gleichmäßig auf die gesamte Magenschleimhaut einwirken. In »Härtefällen« sollten Sie diese Prozedur mehrmals täglich durchführen. Auch nach der Besserung sollten Sie noch ein paar Tage weitermachen, damit der Magen auch wirklich auskuriert wird.

Gegen einen zu starken Brechreiz können Sie Eiswürfel lutschen. Das beruhigt die Magennerven. Zusätzlich können Sie noch unterstützend Kneippsche Leibauflagen machen. Bei einer akuten Magenschleimhautentzündung sollten die Auflagen kalt, bei einer chronischen warm sein. Nehmen Sie ein einmal gefaltetes Leinentuch, tauchen Sie es in kaltes oder warmes Wasser und legen Sie es auf den Bauch. Darüber kommt ein trockenes Zwischentuch, anschließend eine Wolldecke. Die kalten Leibauflagen sollten Sie immer dann wechseln, wenn sie warm geworden sind, die warmen, wenn sie sich wieder kühl anfühlen.

Bei einem akuten Kater werden Sie sowieso keinen Appetit haben. Aber auch nach Abklingen der Beschwerden sollten Sie mit dem Essen noch eine Zeitlang vorsichtig sein. Bevorzugen Sie 5 kleine, leichte Mahlzeiten am Tag und kauen Sie alles gründlich durch. Doch am besten ist es, wenn Sie es gar nicht erst so weit kommen lassen. Trinken Sie nur wenig Alkohol, langsam und kontrolliert. Und zum Schluß noch eine Bitte: Schützen Sie sich und Ihre Mitmenschen, lassen Sie Ihr Auto zu Hause!

8 Gicht nach Faschingsvöllerei

Gicht ist eine gefürchtete Geißel unserer Wohlstandsgesellschaft. Sie tritt immer dann auf, wenn es den Menschen viel zu gut geht, sie zu deftig essen, zuviel Alkohol trinken und sich zuwenig bewegen. Der erste Gichtanfall kommt meistens plötzlich und unerwartet mitten in der Nacht und macht sich durch einen stechenden Schmerz im großen Zeh unangenehm bemerkbar. Häufig treten solche ersten Anfälle kurz nach größeren Schlemmereien auf, also nach lukullischen und alkoholischen Exzessen. Gerade die Faschingszeit bietet deshalb der Gicht einen idealen Nährboden. Schon zu Weihnachten und Silvester ist der Organismus mit kräftigem Essen und übermäßig viel Alkohol strapaziert worden. Wer danach nicht auf die Eß- und Alkoholbremse trat, wieder spartanischer lebte und sich mit viel Sport die angesammelten Giftstoffe aus dem Körper schwitzte, kann jetzt während oder nach der Faschingszeit oft sein blaues Wunder erleben. Plötzlich ist er nämlich da, der erste Gichtanfall, und nur selten bleibt es bei dem einen.

Natürlich kann der Arzt helfen, denn die moderne pharmazeutische Industrie hat schon seit langem eine Vielzahl von Arzneimitteln auf den Markt gebracht, mit denen die überschüssige Harnsäure, die für die Gichtanfälle verantwortlich ist, aus dem Körper ausgeschwemmt werden kann. Doch diese Medikamente haben so ihre Tücken, sie sind nämlich reich an Nebenwirkungen. Magenschmerzen und Übelkeit sind dabei noch die geringsten Folgen. Und wer glaubt, nur mit Tabletten seiner Gicht wieder Herr werden zu können, der irrt sich gewaltig. Zunächst ist nämlich eine Umstellung der Ernährung unverzichtbar, und darüber hinaus empfiehlt es sich, einige bewährte Ratschläge der Volks- und Naturheilkunde zu befolgen. So sollten Sie zuerst für 3 bis 4 Tage ein strenges Saftfasten einhalten. Trinken Sie in dieser Zeit dreimal täglich 1/4 Liter Traubensaft oder auch sechsmal täglich 1/8 Liter honiggesüßtes Zitronenwasser. Ansonsten nur stille Wässer mit wenig Kochsalzgehalt. Anschließend sollten Sie für 2 bis 3 Wochen eine Saft- bzw. Obstkur einhalten.

In dieser Zeit dürfen Sie Äpfel, Johannisbeeren, Stachelbeeren, Erdbeeren, Preiselbeeren oder Holunder essen. Auch Gemüse ist erlaubt, so zum Beispiel Knoblauch, Zwiebeln, Meerrettich, Brunnenkresse, Gurken, Löwenzahn, Sellerie und Lauch. Achten Sie außerdem unbedingt darauf, daß Sie mindestens 2 1/2 bis 3 Liter Wasser pro Tag zu sich nehmen. Sie können mit dem Wasser natürlich auch Rheuma- oder Gichttees zubereiten, die die Ausscheidung der Harnsäureablagerungen aus dem Blut und dem Gewebe noch zusätzlich fördern. So wird vermieden, daß sich Harnsäurekristalle in den Gelenken festsetzen und schmerzen oder gar zu Zerstörung und Verformung der erkrankten Gelenke führen.
Auch in Zukunft sollten Sie dann darauf achten, daß Ihre Ernährung harnsäurearm und vegetarisch ist. Essen Sie viel Rohkost. Verboten sind auf jeden Fall Fleisch und Innereien, aber auch Wurst, tierische Fette und Eier. Selbst bei manchen Gemüsen müssen Sie vorsichtig sein. So sollten Sie keine Kohlrabi, keine Erbsen, keine Linsen, keinen Spinat, keinen Feldsalat, Endiviensalat oder Rotkraut essen. Ebenso müssen Sie auf Nüsse verzichten, also auch auf Erdnüsse und Paranüsse. Selbstverständlich auch auf alle Süßigkeiten, Bohnenkaffee, schwarzen Tee und alkoholische Getränke.
»Oje«, werden Sie jetzt wahrscheinlich stöhnen. »Da bleibt mir ja zum Essen überhaupt nichts mehr übrig, wovon soll ich mich dann ernähren?«
Keine Angst! Es gibt immer noch genug, was Sie essen dürfen. Sehr zu empfehlen sind zum Beispiel Stangenbohnen, Sellerie, Artischocken, Zwiebeln, Gurken, Schnittlauch, Spargel, Brunnenkresse, Sauerkraut und Meerrettich.
An Obst sollten Sie vornehmlich zu Äpfeln, Schwarzen Johannisbeeren, Trauben, Erdbeeren und Preiselbeeren greifen. Auch Haferflocken, Honig und Milchprodukte sind

für Sie geeignet. Verzichten sollten Sie aber dabei auf fetten Käse und Kondensmilch.
In hartnäckigen Fällen wird die Ernährungsumstellung alleine aber nicht zum gewünschten Erfolg führen. Hier bietet dann die Naturheilkunde weitere Behandlungsmethoden an. So hat es sich zum Beispiel bewährt, regelmäßig einen Aderlaß zu machen, damit der Körper gezwungen wird, neues Blut zu produzieren. Dadurch wird der Harnsäureüberschuß im Blut auf natürliche Weise reguliert. Zusätzlich lassen sich die besonders erkrankten Gelenke hervorragend mit dem pulsierenden Magnetfeld behandeln. Diese Therapie sorgt dafür, daß die erkrankten Körperzellen wieder regeneriert werden, daß sich Entzündungen abbauen, sich die Durchblutung verbessert und die Sauerstoffversorgung der Zellen zunimmt. Zur Aktivierung der Nierenfunktion und damit auch zur Verbesserung der Harnsäureausscheidung können zusätzlich noch Ihre Nieren mit der Ultrarot-A-Tiefenbestrahlung behandelt werden. Das ist nicht nur eine völlig ungefährliche, sondern auch noch eine sehr angenehme Therapie, denn die Nieren werden dabei überwärmt, so daß sie in ihrer Funktion angeregt werden und es zu einem verstärkten Harnfluß kommt.
Wie bei fast allen Erkrankungen empfiehlt sich auch hier der Einsatz von homöopathischen Präparaten. Lassen Sie sich bei einem entsprechend geschulten Heilpraktiker oder Arzt homöopathische Tropfen verschreiben, die Sie dann für längere Zeit einnehmen müssen. Auch die Injektion homöopathischer Präparate direkt in den Bereich der befallenen Gelenke ist sehr wirkungsvoll.
Sollten Sie jedoch keinen geeigneten Behandler finden, verbinden Sie doch einfach einen Urlaub mit einer Behandlungskur in unserem ProVital Naturheilzentrum in Stromberg im herrlichen Hunsrück. Individuell für Sie ausgewählte Naturheilverfahren sorgen hier dafür, daß sich in

den meisten Fällen schon nach 14 Tagen die Beschwerden deutlich bessern.
Selbstverständlich müssen Sie auch selbst aktiv etwas für sich tun. Wichtig ist, daß Sie sich viel an der frischen Luft bewegen. Auch eine sportliche Tätigkeit, wie zum Beispiel Radfahren, Schwimmen oder Tennisspielen, ist empfehlenswert, wozu Sie in Stromberg reichlich Gelegenheit haben. Durch die aktive Muskelarbeit kommen Sie nämlich ins Schwitzen und scheiden dadurch überschüssige Harnsäure aus. Zusätzlich müssen Sie noch unbedingt darauf achten, daß Ihre Verdauung regelmäßig funktioniert. Auch ausreichender Schlaf ist wichtig, da eine Gichterkrankung durch Überanstrengung oder Aufregung verschlimmert wird. Zum Streßabbau und zur Harmonisierung von Körper, Geist und Seele empfehlen sich hier auch wieder warme bis heiße Kräuterbäder. Nehmen Sie deshalb dreimal in der Woche ein Vollbad mit Heublumen-, Haferstroh- oder Zinnkrautabsud. Und gönnen Sie sich ganz einfach etwas mehr Zeit. Versuchen Sie bewußter zu leben und sich bewußter zu ernähren.

Gesund im März

9 Fit in den Frühling — neue Kräfte für Körper, Geist und Seele

Jeder Winter hat einmal ein Ende, und so können auch wir hoffen, daß die naßkalte und überaus unfreundliche Jahreszeit endlich der wärmenden Sonne weichen wird. Aus diesem Grund wird es auch Zeit, endlich wieder etwas für die Gesundheit zu tun, den angefutterten Winterspeck abzubauen, die »eingefrorenen Knochen« wieder in Schwung zu bringen und den Organismus innerlich von Schlackstoffen zu reinigen. Erneuern Sie also Ihre körperlichen, geistigen und seelischen Kräfte, und Sie werden sehen, daß Sie den Frühling auch ohne die gewohnte Frühjahrsmüdigkeit gesund und fit begrüßen können.
Am besten wird Ihnen ein großer »Frühjahrsputz« mit einer gründlichen Entschlackungskur gelingen. Es purzeln dabei nicht nur die Pfunde, so daß Sie wieder Ihr altes Gewicht und eine gute Figur bekommen, sondern es werden auch verstärkt Giftstoffe aus dem Körper ausgeschieden, so daß Sie sich schon bald wieder munter und fit fühlen. Wie wäre es deshalb jetzt mit einer einwöchigen Obst- und Gemüsekur?
Diese Kur ist ebenso einfach wie wirkungsvoll. Darüber hinaus ist sie auch noch sehr schmackhaft und sättigend,

so daß Sie nicht hungrig vom Tisch aufstehen müssen. Hauptnahrungsmittel während dieser Kur sind Obst und Gemüse. Davon dürfen Sie pro Tag 1 bis 1 1/2 Kilogramm essen.
Natürlich haben Sie auch die Möglichkeit, frisch gepreßte Obst- und Gemüsesäfte zu sich zu nehmen. Da die Auswahl an frischem Obst und Gemüse täglich größer wird, werden Sie sicher keine Schwierigkeiten bei der Zusammenstellung der Obst- und Gemüsecocktails haben. Versuchen Sie es zum Beispiel mit Aprikosen, Artischocken, Grapefruit, Karotten, Sauerkraut, Sanddorn, Brennessel und Löwenzahn. Vergessen Sie dabei aber auch nicht, in Ihren Cocktail viel Knoblauch hineinzugeben, denn der putzt die Arterien frei und verbessert außerdem Ihre Herzfunktion. Sie werden sehen, daß Sie während dieser Kur nicht einmal besonders Hunger haben werden, denn Rohkost und frische Obst- und Gemüsesäfte sättigen ungemein.
Darüber hinaus müssen Sie natürlich dafür sorgen, daß Sie Ihre Körperzellen gründlich durchspülen und Schlacken aus dem Organismus hinausschwemmen können. Dazu trinken Sie am besten 2 bis 3 Liter Flüssigkeit pro Tag. Kräutertees und natriumarme Mineralwässer sind dabei zu bevorzugen. Denn stille Wässer vermeiden, daß es zu Völlegefühl kommt und der Körper übersäuert wird.
Ich selbst schwöre auf meinen persönlichen Fitneß-Cocktail, der sich in unserer Familie schon seit Jahren bestens bewährt hat. Hier das Rezept: Geben Sie ganz einfach dreimal täglich alles, was frisch ist, — egal ob es sich um Obst oder Gemüse handelt — in einen Mixer. Fügen Sie außerdem noch Zwiebeln, Leinsamen, Molke, Knoblauch, Buttermilch oder Joghurt hinzu. Mixen Sie alles gut durch und trinken Sie es sofort frisch aus. Dieser Cocktail ist eine regelrechte »Vitalitäts-Bombe«, denn er enthält viele Vitamine, Mineralien und Spurenelemente und zusätzlich

noch den Stoffwechsel aktivierenden und blutreinigenden Knoblauch.
Die reichliche Flüssigkeitsaufnahme wird für eine intensive Durchspülung der gesamten Körperzellen, insbesondere der Nieren, sorgen, so daß alle im Winter angesammelten Giftstoffe ausgeschieden werden können. Den Erfolg dieser »Zellwaschkur« werden Sie schon bald feststellen: Urin und Schweiß können in den ersten Tagen unangenehm riechen. Das läßt nach und normalisiert sich wieder, wenn die meisten Giftstoffe ausgeschieden sind.
Obwohl Ihr Hauptnahrungsmittel in der Entschlackungswoche Obst und Gemüse sein soll, muß der Speiseplan durchaus nicht eintönig aussehen. So können Sie sich zum Beispiel morgens ein Müsli mit viel frischem Obst oder Joghurt mit Zitronensaft und frischen Kräutern zubereiten. Mischen Sie Ihr Müsli jedoch nicht mit Obst und Milchprodukten gleichzeitig. Diese Kombination kann bei Menschen mit empfindlichem Darm schnell Blähungen und Bauchdrücken verursachen. Verwenden Sie Obst und Milchprodukte immer getrennt. Zum Mittag- und Abendessen sollten Sie dann Gemüse auf den Tisch bringen. Servieren Sie es zur Hälfte als Rohkost und zur anderen Hälfte in ein wenig Distelöl gedünstet. Dieses Öl enthält besonders viel ungesättigte Fettsäuren, die dafür sorgen, daß Ihre Blutfettwerte gesenkt werden und Ihre Leberfunktion unterstützt wird. Auch das trägt dazu bei, daß Sie die Folgen von Schlemmereien bald wieder beseitigt haben.
Zwischen den Mahlzeiten dürfen Sie bei aufkommendem Hunger jederzeit frisches Obst essen. Erlaubt ist alles, was der Markt gerade bietet. Ganz gleich, ob es Bananen, Orangen, Trauben, Birnen oder Äpfel sind. Den Äpfeln sollten Sie dabei besonders zusprechen. Es gibt kaum eine bessere Obstsorte, um Körper, Geist und Seele nach üppigen Schlemmereien wieder auf Vordermann zu brin-

gen. Nach längerem Genuß sorgen die Äpfel nämlich dafür, daß gichtige oder rheumatische Erkrankungen abklingen, die Leber- und Nierenfunktion unterstützt wird und beginnende Alterserscheinungen wie Arterienverkalkung verhindert werden. Aber auch übernervösen und geistig abgespannten Menschen bringt der Apfel dank seiner ausgewogenen Inhaltsstoffe bald wieder neue Nervenkraft und ein ausgeglichenes Seelenleben.
Am besten ist es, Sie wechseln Ihre Obst- und Gemüsesorten jeden Tag. Bei den Gemüsen sollten Sie aber darauf achten, daß Sie nichts aus Gewächshäusern kaufen. Wie die Deutsche Gesellschaft für Ernährung erst kürzlich bekanntgab, enthält dieses Gemüse besonders viel krebserregendes Nitrat. Wählen Sie für Ihre Entschlackungskur Wintergemüse der Saison aus, wie zum Beispiel Blumenkohl, Rosenkohl, Rotkohl, Weißkohl, Möhren, Sellerie, Lauch oder Kartoffeln. So wird der Speiseplan nicht langweilig und Sie können sicher sein, mit allen Mineralien und Vitaminen ausreichend versorgt zu werden. Wichtig ist auf jeden Fall, daß Sie alles gut kauen. Nicht umsonst beherzigten schon unsere Urgroßeltern die alte Regel »Gut gekaut ist halb verdaut«. Der Verdauungsprozeß beginnt bereits im Mund, und je besser Sie Ihre Nahrung zerkleinern, um so mehr Nährstoffe kann der Körper daraus für sich gewinnen.
Unterstützen können Sie Ihre Entschlackungskur noch durch viel körperliche Bewegung an der frischen Luft. Unternehmen Sie ausgedehnte Wanderungen, Spaziergänge oder treiben Sie Waldlauf. Das bringt neuen Sauerstoff in die Körperzellen und frischt die Lebensgeister auf. Noch besser ist es natürlich, wenn Sie sich eine Kur mit der Sauerstoff-Mehrschritt-Therapie nach Prof. Manfred von Ardenne gönnen. Damit kann selbst ein Siebzigjähriger die Sauerstoffversorgung eines Vierzigjährigen erreichen. Sauerstoff steigert die körpereigenen Abwehrkräfte, verlang-

samt den Alterungsprozeß und wirkt regenerierend auf bereits geschwächte Organe (siehe auch Seite 163).
Um die körperliche Entgiftung und natürlich auch Ihren Stoffwechsel noch weiter anzukurbeln, sollten Sie in der Entschlackungswoche wenigstens zweimal in die Sauna gehen. Sie entgiftet den Körper, stärkt die Widerstandskräfte und beeinflußt die vegetative Reaktionslage positiv. Der Temperaturwechsel durch das anschließende kalte Duschen oder das Tauchbad bringt noch einen weiteren Heilreiz für den Körper mit sich. Er härtet ab und schützt vor Erkältungen und Infektionen. Gleichzeitig werden Herz und Kreislauf angeregt, so daß die in den Zellen angesammelten Giftstoffe schneller ausgeschieden werden können (siehe auch Seite 143).
Es muß sicherlich nicht erwähnt werden, daß Sie in der Entschlackungswoche auf Nikotin, Alkohol, Kaffee und schwarzen Tee soweit als möglich verzichten sollten. Gönnen Sie sich einmal sieben giftfreie Tage. Ihr Körper wird es Ihnen danken.

10 Frühjahrsputz für Ihre Haut

Der vergangene Winter hat unsere Haut wieder ganz besonders strapaziert. In den meisten Gegenden unseres Landes durchbrachen nur wenige Sonnenstrahlen den neblig verhangenen Himmel, und all die Schadstoffe in der Luft, die an klaren Wintertagen in die Atmosphäre entweichen können, blieben erdgebunden und schädigten unsere Haut. Ein Grund mehr, jetzt, da der Frühling wieder vor der Tür steht, die »eingefrorenen Knochen« wieder in Schwung zu bringen und die »smog-strapazierte« Haut wieder auf frische Luft und Sonne vorzubereiten. Über den innerlichen »Frühjahrsputz« durch gesunde Ernährung, viel Rohkost sowie Obst- und Gemüsesäfte habe ich bereits im vorhergehenden Kapitel berichtet. Aber auch von außen müssen wir uns jetzt wieder auf Hochglanz bringen, denn die Haut ist nicht nur ein wichtiger Schutzmantel unseres Körpers, sondern auch eines unserer wichtigsten Entgiftungsorgane. Jetzt zu Beginn des Frühjahrs braucht sie besondere Pflege mit intensiver Reinigung und muß mit viel Sorgfalt wieder auf die textilarme Saison vorbereitet werden.

Bestens dafür geeignet ist die Molke. Sie bewirkt nicht nur als Trinkkur eine hervorragende Entschlackung für unseren Organismus, sondern sie reinigt unseren Körper auch von außen. Schon bei den Römern waren Molkebäder daher eine beliebte Schönheitskur bei den Damen der besseren Gesellschaft. Wenn Sie dem Vorbild der schönen Römerinnen nacheifern wollen, brauchen Sie für eine normale Badewanne nur etwa 2 Liter Molke, die Sie dem Wasser zugeben. Das Bad ist nicht nur erfrischend, sondern es schützt und regeneriert auch die Haut.

Zusätzlich zum Molkebad können Sie die Molke auch zur innerlichen Reinigung anwenden. Machen Sie dafür eine sechswöchige Molke-Trink-Kur. Damit erreichen Sie schon eine hervorragende Stoffwechselförderung und Entschlackung des gesamten Organismus, was sich letztendlich auch wieder auf der Haut bemerkbar macht. Sie müssen sich dabei durchaus nicht nur von Molke ernähren, sondern können sie auch zusätzlich zu Ihrer normalen Tageskost trinken. Allerdings sollten Sie dann darauf achten, in dieser Zeit schwere Mehlspeisen, Hülsenfrüchte und Fleisch — vor allen Dingen Schweinefleisch — zu meiden. Während Ihrer Sechs-Wochen-Kur sollten Sie täglich etwa 600 bis 800 Gramm Molke trinken. Am besten ist es, wenn Sie das erste Glas schon morgens auf nüchternen Magen leeren und den Rest der Menge in mehreren kleinen Portionen auf den Tag verteilt trinken.

Altbewährt und immer wieder erfolgreich für eine »Verschönerung« von außen ist auch das morgendliche Trockenbürsten mit anschließenden heiß-kalten Wechselduschen. Beides ist jetzt ganz besonders empfehlenswert. Das Trockenbürsten nämlich verbessert die Durchblutung und befreit von trockenen Hautpartikelchen. Die Wechselduschen dagegen regen den Kreislauf an und stärken Ihre körpereigenen Abwehrkräfte. Verwenden Sie jedoch zum Duschen keine Seife, sondern benutzen Sie allenfalls seifenfreie Waschlotionen. Seife entzieht nämlich der Haut nur Fett und trocknet sie dadurch noch mehr aus. Frottieren Sie sich nach dem Duschen gründlich ab und verwöhnen Sie Ihre Haut vielleicht auch noch mit einer ordentlichen Portion guter Feuchtigkeitscreme.
Wichtig zur Vorbereitung auf Frühling und Sommer ist es natürlich auch, den Körper und damit die Haut schon sehr früh an die Sonne zu gewöhnen. Wenn Sie jetzt Gelegenheit dazu haben, sollten Sie sich ein- bis zweimal in der Woche 20 bis 30 Minuten auf eine Sonnenbank legen und mit der »Sonne aus der Steckdose« Ihre Haut allmählich auf die Frühling- und Sommersaison vorbereiten. Noch gesünder ist es natürlich, die ersten warmen Sonnenstrahlen im Freien zum Sonnenbaden in einer windgeschützten Ecke zu nutzen. Vergessen Sie aber jetzt nicht, daß Ihre Haut durch den langen Winter sehr lichtempfindlich geworden ist. Ein Sonnenbrand kommt daher schneller, als man glaubt. Und die Sonne hat im März und April bereits schon wieder viel Kraft.
Natürlich sollten Sie in der Sonne nicht nur faul herumliegen. Gerade jetzt ist es wichtig, daß Sie Ihrem Körper viel Bewegung gönnen. Besonders Sport an der frischen Luft ist empfehlenswert und nun ja endlich wieder mit leichter Bekleidung möglich. Das sollten Sie ausnutzen; Ihr Körper wird es Ihnen danken. Jetzt kann Ihre Haut wieder ungehindert atmen, denn keine dicke Kleidung behindert die

normale Schweißausdünstung. Wind und Wetter blasen Ihnen so den »Wintermief« aus den Knochen, und die immer kräftiger werdende Sonne bringt Ihnen neue Lebenskraft.

11 Die Edelstein-Meridian-Massage

In den beiden vorhergehenden Kapiteln haben Sie erfahren, wie Sie für Ihren Körper einen wirksamen Frühjahrsputz von innen und außen durchführen können. Doch jetzt ist nicht nur die Zeit, den Körper wieder auf Vordermann zu bringen, sondern auch Geist und Seele zu vereinigen. Das bunte Faschingstreiben ist vorbei, und nach all der Feierei tut es gut, endlich wieder zu sich selbst zu finden. Schon lange ist bekannt, wie gut sich dafür die Meditation eignet. Doch nicht jeder ist in der Lage, für sich selbst zu meditieren. Oft fehlt dafür nicht nur die innere Ruhe, sondern auch die nötige Anleitung. Auch meditieren will gelernt sein.
In unserem »ProVital ReEnergetic- und Naturheilzentrum« haben wir es uns daher zur Gewohnheit gemacht, geführte Gruppenmeditationen zu veranstalten. Sie haben sich nicht nur bei ruhesuchenden Feriengästen hervorragend bewährt, sondern auch bei den Teilnehmern von Seminaren oder Kongressen, die im Hotel stattfinden. Ein noch tiefgreifenderes Erlebnis ist jedoch die Einzelsitzung bei unserer Meditations-Therapeutin. Hier wird nämlich die entspannende Meditation nicht nur zusätzlich noch mit der harmonisierenden Kraft der Edelstein-Therapie verknüpft, sondern auch noch mit einer energieaktivierenden Meridian-Massage verbunden. Diese wirkungsvolle Therapiekombination wurde in unserem »ProVital ReEnergetic- und Naturheilzentrum« entwickelt und wird als »Edelstein-

Meridian-Massage« oder als »ProVital-PsychAktiv-Kur« bezeichnet. Durch die sinnvolle Vereinigung der energetischen Schwingungen der Edelsteine mit der den körpereigenen Energiefluß anregenden Meridian-Massage und einer gezielt ausgewählten Farb- und Musik-Therapie wird jede Behandlung zu einem tiefgreifenden Erlebnis von Entspannung und Harmonie. Es gibt wohl kaum eine bessere Therapie gegen Streß, Nervosität und allgemeine Überforderung, kaum einen leichteren Weg, um wieder zu sich selbst zu finden. Doch diese Behandlung kann noch mehr. Durch Ihre harmonisierende Wirkung hat sie sich auch bei allen Krankheiten bewährt, an denen nicht nur körperliche Störungen schuld sind, sondern auch psychisch-seelische Probleme, und das ist wohl fast immer der Fall. Da bei dieser Behandlung hauptsächlich in den Meridianen, also in den Energielinien der chinesischen Akupunktur gearbeitet wird, sorgt sie dafür, daß es zu einer kräftigen innerlichen Entgiftung kommt und die Psyche harmonisiert wird. Damit bringt diese Therapie eine umfassende innerliche Stoffwechselregulierung und einen nachhaltigen Regenerierungseffekt. Die Behandlung selbst ist dabei nicht nur sehr angenehm, sondern für den Patienten geradezu eine wahre Wohltat.
Stellen Sie sich doch einmal vor, wie Sie es sich auf einer bequemen Liege gemütlich gemacht haben. Die Zimmerlampen werden allmählich dunkler, und gleichzeitig erfüllt meditative Musik und beruhigendes farbiges Licht den Raum. Sie entspannen sich dabei immer mehr. Auf Ihre wichtigsten Energiezentren (Chakren) legt die Therapeutin Ihnen nun ausgewählte Edelsteine auf. In jede Hand bekommen Sie dazu noch eine Kugel aus Bergkristall, einen Edelstein also, von dem man weiß, daß er eine sehr stark nervenkräftigende und energieaufbauende Wirkung hat. Nun berührt die Therapeutin einige ganz bestimmte Harmonisierungspunkte an Ihrem Kopf und Ihrem Körper, um

so Ihre Entspannung noch zu fördern und sich selbst in Ihren Energiefluß hineinzufühlen. Erst wenn sich vollkommene Ruhe und tiefe Harmonie in Ihrem Inneren ausgebreitet haben, beginnt dann die eigentliche Meridian-Massage. Dazu folgen die Fingerkuppen der erfahrenen Therapeutin mit genau dosiertem Druck und einem bestimmten Rhythmus den Energielinien der am Kopf und Oberkörper verlaufenden Akupunkturmeridiane. Die sensiblen Fingerspitzen ertasten dabei ganz deutlich die Ablagerungen von Schlackstoffen und können sie nun mit ihrer Massage auflösen.
Sie selbst werden dabei immer ruhiger und fühlen sich schon nach wenigen Minuten völlig entspannt und gelöst. Alle Belastungen fallen von Ihnen ab, Körper, Geist und Seele sind ganz entkrampft und zu einer harmonischen Einheit verschmolzen. Während die geübten Hände der Therapeutin weiterhin Ihre Energielinien sanft massieren und sich die energetischen Schwingungen der auf ihren Chakren ruhenden Edelsteine mit Ihren eigenen Energieschwingungen zu einem harmonischen Kräftefluß vereinigen, fühlen Sie, wie Sie immer leichter werden, gleichsam über der Liege schweben und allen Ballast abwerfen.
Nach der Meridian-Massage dürfen Sie dann noch ruhen. Jetzt, wo die Behandlung wieder Energie in Ihnen aufgebaut und Ihre Organ- und Nervenfunktionen regeneriert hat, dehnt sich der durch die Massage angeregte Energiefluß allmählich auf Ihren ganzen Körper aus und festigt so Ihr neues, harmonisches Energiegleichgewicht.
Nach der Ruhepause werden Sie sanft aus Ihrer meditativen Entspannung herausgeholt, und die Edelsteine werden von Ihren Chakren entfernt. Nun beginnt eine spezielle Entstauungsmassage, mit der der Abtransport und die Ausscheidung der aus den Energielinien herausmassierten Schlackstoffe gewährleistet wird. Damit ist die Behandlung dann beendet.

Viel länger aber hält die Wirkung dieser Therapie an. Sie ist nicht nur innerlich, sondern auch äußerlich spürbar. Fast jeder, der sich nach der Edelstein-Meridian-Massage im Spiegel betrachtet, stellt nämlich erstaunt und erfreut fest, daß das Gesicht nun plötzlich wieder frisch und glatt aussieht, die Augen strahlen, die Haut viel straffer erscheint und Augenringe, Tränensäcke und kleine Fältchen verschwunden sind. Besonders Frauen wissen diesen »Verjüngungseffekt« zu schätzen, erspart er doch bei mehrfacher Wiederholung mitunter ein operatives Gesichtslifting.

Dabei ist die Wirkung so alt wie die Naturheilkunde selbst. Sie basiert auf der Weisheit »wie innen so außen«. Durch die Edelstein-Meridian-Massage hat sich der Patient innerlich entkrampft und entspannt, und das spiegelt sich auch in seinem Äußeren wider. Diese erfreuliche »Nebenwirkung« der Behandlung hält in der Regel anfangs etwa 2 bis 3 Tage an, bei wiederholter Anwendung jedoch viel länger.

Das gilt aber nicht nur für die äußere Erscheinung, sondern auch für das innerliche Wohlbefinden. Durch die energieausgleichende Edelstein-Meditation und den beruhigenden Effekt der Farb- und Musiktherapie kommt der Patient nämlich in eine tiefe Entspannung, die alle seelischen und psychischen Verspannungen löst. Durch die Meridian-Massage aber wird gleichzeitig wieder Energie aufgebaut, so daß alle Organ- und Nervenfunktionen aktiviert werden. Der so angeregte Energiefluß breitet sich dann allmählich über den ganzen Körper aus und sorgt so schließlich für ein harmonisches Energiegleichgewicht. Das aber bewirkt dann bei bis dahin energetisch gestörten Patienten nicht selten, daß schon während der Behandlung körperliche und psychische Beschwerden wie Kopfschmerzen, Rücken- oder Schulterschmerzen, allgemeine Schwächezustände oder Schlafstörungen verschwinden. Darum ist diese Therapie nicht nur etwas für schönheitsbewußte Frauen und Männer, sondern auch für Menschen, die ständig im Streß stehen, nervös sind und viel zuviel arbeiten. Die ausgleichende und harmonisierende Wirkung der Edelstein-Meridian-Massage sorgt nämlich dafür, daß »aufgedrehte« und nervöse »Arbeitstiere« wieder ruhig und ausgeglichen werden, abgeschlaffte und ausgebrannte Patienten dagegen wieder neuen Elan und neue Lebenslust erhalten. Und was kann Ihnen besseres passieren, als in die schönste Zeit des Jahres wieder mit innerer Ruhe und Gelassenheit, aber dennoch mit frischer Kraft und neuem Tatendrang voll durchzustarten ...?

12 Natürliche Hilfe bei Mandelentzündungen

Die ersten wärmenden Strahlen der Märzsonne verleiten leichtsinnige Gemüter jetzt schnell dazu, die warme Winterbekleidung mit einer dünneren Frühjahrsgarderobe zu vertauschen. Die empfindlichen Schleimhäute von Hals und Rachen können diese Leichtfertigkeit sehr schnell übelnehmen. Besonders, wenn sie den ganzen Winter über durch einen wärmenden Schal geschützt waren. Wer da nicht über eine solide körpereigene Abwehr verfügt, der kann ganz plötzlich mit einer Mandelentzündung Bekanntschaft machen. Oft wird diese Krankheit belächelt und als harmlose Halsentzündung abgetan. Doch wenn sich nicht nur der Rachen rötet, sondern sich auch die Mandeln dunkelrot verfärben, anschwellen oder sogar noch mit gelben Stippchen belegen, dann sollten Sie dieser Krankheit doch die Aufmerksamkeit widmen, die sie verlangt. Schulmediziner und Naturheilkundige sind sich völlig darüber einig, daß Mandelentzündungen nicht auf die leichte Schulter genommen werden dürfen. Eine akute

Entzündung der Gaumenmandeln — auch »Angina tonsillaris« genannt — ist nämlich eine bakterielle Infektion, die in den meisten Fällen von Streptokokken ausgelöst wird. Gerade diese Krankheitserreger aber sind bekannt dafür, daß sie über die Blut- und Lymphwege in den ganzen Körper ausgeschwemmt werden und dort die unterschiedlichsten Krankheiten verursachen können. Schwere Herz- und Gelenkkrankheiten gehören dazu ebenso wie die akute und chronische Polyarthritis — also eine Entzündung mehrerer Gelenke —, eine chronische Nierenentzündung, Ohrenentzündungen usw. Die durch die im Körper »herumvagabundierenden« Streptokokken ausgelöste ständige Selbstvergiftung des Organismus führt aber auch zu einem deutlichen Leistungsabfall und damit zu einem dauerhaften Krankheits- und Schwächegefühl. Besonders gefährlich ist dabei, daß auch chronische Mandelentzündungen zu diesen Beschwerden führen können — aber der Behandler oftmals den Zusammenhang zwischen den Beschwerden seines Patienten und einer chronischen Mandelentzündung nicht erkennt. Auf diese Weise doktert man oftmals an Symptomen herum, ohne die eigentliche Ursache der Krankheit — nämlich die Mandelentzündung — zu erkennen und zu behandeln.

Seien Sie also wachsam, wenn bei Ihnen oder in Ihrer Familie eine Mandelentzündung auftritt. Im akuten Stadium ist die Krankheit nicht zu übersehen. Sie beginnt gewöhnlich mit Schüttelfrösten und Temperaturanstieg bis zu 41 Grad. Zusätzlich treten Kopfschmerzen und Schwächegefühl auf. Der Patient klagt über Appetitlosigkeit, stechende Halsschmerzen und Beschwerden beim Schlucken. Der Hals ist meist trocken, die Mandeln rot und geschwollen. Wenn Sie im Kieferwinkel die Lymphdrüsen abtasten, werden Sie auch hier deutliche Schwellungen fühlen. Sind die Mandeln außerdem noch mit gelben Stippchen behaftet, so handelt es sich um eine eitrige

Mandelentzündung. Auf jeden Fall sollten Sie zur Abklärung der Diagnose einen fachkundigen Mediziner aufsuchen. Nur er kann feststellen, ob nicht noch mehr hinter der vermeintlichen Mandelentzündung steckt, also zum Beispiel eine Diphterie oder Scharlach. Diese Krankheiten machen anfangs ähnliche Beschwerden. Wird die akute Mandelentzündung nicht richtig behandelt und auf natürliche Weise auskuriert, kann sie sehr leicht chronisch werden. In diesen Fällen klagen die Patienten dann häufig über Schluckbeschwerden, Kratzen im Hals, ein ständiges Fremdkörper-Gefühl im Rachen, und sie haben auch nicht selten Schwellungen an den Lymphknoten des Halses. Oftmals strahlen Schmerzen vom Hals bis zu den Ohren aus oder ziehen sich von den Mandeln zu den Nebenhöhlen. Je länger eine solche Mandelentzündung schon besteht, desto schwieriger wird die Behandlung. Häufig sind die krankheitserregenden Bakterien im ganzen Körper verstreut und haben Folgekrankheiten bewirkt. Lassen Sie es also nicht so weit kommen! Bekämpfen Sie die Krankheit rechtzeitig und gezielt.
So übereinstimmend wie die Meinung der Schulmedizin mit der der Naturheilkunde über die Gefährlichkeit einer Mandelentzündung ist, so unterschiedlich sind die Ansichten über die Behandlungsmöglichkeiten. Schulmediziner greifen hier sehr schnell zu Antibiotika und Sulfonamiden oder raten sogar dazu, die Mandeln herausoperieren zu lassen. Beides ist aber in der überwiegenden Mehrheit der Fälle übertrieben und überhaupt nicht nötig. Hier wird mit Kanonen auf Spatzen geschossen. So gefährlich die Mandelentzündung auch sein mag, so gut läßt sie sich mit naturheilkundlichen Methoden behandeln und auskurieren. Voreiliger Einsatz von Antibiotika dagegen führt zu einer Zerstörung der Darmbakterien und schwächt ganz allgemein die körpereigene Abwehrkraft. Das gilt insbesondere für Kinder, bei denen durch eine derart massive Thera-

pie das Immunsystem nachhaltig durcheinandergebracht oder sogar irreparabel geschwächt werden kann. Häufig leiden solche Kinder dann auch in späteren Jahren ständig unter Erkältungen, sind viel öfter krank als ihre Spielkameraden und bekommen mitunter sogar ernste Gesundheitsstörungen.

Verzichten Sie also auf Antibiotika und bevorzugen Sie homöopathische Mittel. Besonders bewährt haben sich abwehrsteigernde Homöopathika wie Echinacea (schmalblättrige Kegelblume) und Lachesis (Schlangengift der lanzenförmigen Viper). Ein »Spezialmittel« bei entzündeten Mandeln ist außerdem Mercurius bijodatus (Quecksilberjodit). Bei einer eitrigen Mandelentzündung ist zusätzlich auch noch Myristica sebifera (Baumrindensaft eines brasilianischen Baumes) zu empfehlen. Myristica wird in der Homöopathie als das »homöopathische Messer« bezeichnet, mit dem ganz besonders eitrige Abszesse eingeschmolzen und auskuriert werden können. Lassen Sie sich diese Mittel in der tiefsten Potenz in der Apotheke geben und nehmen Sie bei einer akuten Mandelentzündung davon stündlich jeweils 10 Tropfen ein. Ratsam ist es immer, die Tropfen etwas im Mund zu behalten, bevor Sie sie runterschlucken. Auf diese Weise werden die Wirkstoffe von den Schleimhäuten gut aufgenommen, und die Heilung wird beschleunigt.

Zusätzlich zu empfehlen sind proteolytische Enzyme, wie zum Beispiel Phlogenzym, die es als Dragees in Apotheken ebenfalls zu kaufen gibt. Sie haben eine stark entzündungshemmende Wirkung und sorgen dafür, daß Lymphschwellungen schneller zurückgehen. Bei einer eitrigen Mandelentzündung sollten Sie sich außerdem von Ihrem Behandler die Mandeln absaugen lassen. Dieses hochwirksame Verfahren wird heute nur noch selten angewendet, hat aber schon vielfach eine Operation überflüssig gemacht. Heilsam sind außerdem auch Injektionen mit einem neuraltherapeutischen Medikament an den oberen und unteren Mandelpol. Diese neuraltherapeutischen Injektionen sorgen dafür, daß sich der durch die Mandelentzündung gestörte Energiefluß im Hals- und Rachenraum wieder normalisiert, die Entzündung zurückgeht und die Schmerzen nachlassen.

Natürlich sollten Sie die therapeutischen Maßnahmen Ihres Behandlers durch Eigeninitiative unterstützen. Die Volksmedizin kennt eine ganze Reihe von altbewährten Hausmitteln, die sich hervorragend gegen Angina einsetzen lassen.

Zunächst sollten Sie schon bei den ersten Anzeichen einer Mandelentzündung sofort ein Vollbad mit Thymianöl machen. Anschließend wickeln Sie sich einen Quarkwickel um den Hals und legen sich ins Bett. Über den Quarkwickel sollten Sie noch ein trockenes Tuch und einen Wollschal binden, der das Ganze zusammenhält.

Überholt ist die Ansicht, daß man bei einer Mandelentzündung viel gurgeln sollte. Das führt nur dazu, daß Bakterien aus dem Entzündungsherd abgelöst und in den Körper ausgestreut werden können. Auf diese Weise wird die Gefahr von Zweitkrankheiten oder Folgeschäden einer Angina deutlich erhöht. Statt dessen sollten Sie lieber nacheinander Eisstückchen langsam im Mund zergehen lassen. Die Kälte hemmt die Entzündungstätigkeit, läßt Schwellungen zurückgehen und lindert die Schmerzen.

Wirkungsvoll ist auch ein Tee aus Anis und Fenchel, den Sie sich aus gleichen Teilen zubereiten sollten. Trinken Sie davon 3 Tassen täglich. Wohlschmeckend und sehr wirkungsvoll ist auch der Saft der Schwarzen Johannisbeere. Auch Zitronensaft und Sanddornsaft sind empfehlenswert, da sie viel Vitamin C enthalten. Vitamin C aber stärkt die Abwehrkräfte und hilft so dem Körper bei der Überwindung seiner Krankheit.

Je nach Verträglichkeit sollten Sie auch kalte oder warme

Halswickel machen. Auch heiße Packungen mit Kartoffeln oder Heilerde sind sehr wirkungsvoll.
Bei Fieber helfen Ihnen die altbewährten Wadenwickel. Tauchen Sie dazu Leinentücher in kaltes Wasser und wickeln Sie sie fest um die Waden. Darüber kommt ein trockenes Tuch und zum Schluß ein Wolltuch. Legen Sie sich dann gut zugedeckt ins Bett und erneuern Sie den Wickel, sobald er warm geworden ist.
Ist das Fieber erst einmal abgeklungen, sollten Sie wenigsten einmal täglich ordentlich schwitzen. Das regt den Stoffwechsel an, fördert die Giftausscheidung und steigert die Selbstheilungskräfte.
Ist bereits eine Behandlung mit Antibiotika erfolgt, sollten Sie anschließend unbedingt einmal eine Stuhluntersuchung auf Dysbiose machen lassen. Dabei wird festgestellt, ob die Bakterienbesiedelung Ihrer Darmschleimhaut noch in Ordnung ist oder durch die Antibiotikagaben geschädigt wurde. Im letzteren Falle ist dann eine Symbioselenkung, also eine Therapie zur Erneuerung der Darmbakterien dringend zu empfehlen. So können Sie verhindern, daß Folgeschäden der Behandlung auftreten, die Ihnen später gesundheitliche Probleme machen könnten.

13 Hämorrhoiden — die heimliche Volkskrankheit

Hämorrhoiden gehören zu den Krankheiten, über die man nicht gerne spricht. Das mag wohl der Grund dafür sein, warum es keine genauen Angaben darüber gibt, wie viele Menschen tatsächlich darunter leiden. Vorsichtige Schätzungen sagen, daß immerhin die Hälfte der Gesamtbevölkerung in der Bundesrepublik irgendwann im Leben einmal Hämorrhoiden bekommt. Hämorrhoiden können

uns das ganze Jahr über zu schaffen machen, doch jetzt in der Übergangszeit zwischen Winter und Frühling ist die Gefahr besonders groß. Die ersten Cafés haben bereits ihre Tische und Stühle wieder ins Freie gestellt, und auch so manche sonnenbeschienene Parkbank lockt schon wieder zum Verweilen. Doch Vorsicht! So warm die Sonne auch von oben strahlt, die Sitzfläche ist doch meistens unterkühlt. Und das führt nicht nur sehr schnell zu Blasen- und Darmreizungen, sondern auch zu Hämorrhoiden.
«Hämorrhoiden« — das kommt aus dem Griechischen und bedeutet »Adern, aus denen Blut herausfließt« — sind medizinisch gesehen nichts anderes als Krampfadern, die sich am Darmausgang bilden. Die eigentliche Ursache für das Auftreten von Hämorrhoiden ist eine Bindegewebsschwäche der Haut am Afterausgang. Diese Bindegewebsschwäche kann schon erblich bedingt sein und bleibt deshalb in der Regel auch ein ganzen Leben lang bestehen. Aus diesem Grund haben auch Operationen wenig Sinn. Das Entfernen oder Veröden von Hämorrhoiden ist deshalb nur eine vorübergehende Hilfsmaßnahme. Viel wichtiger als Operationen ist demnach eine vernünftige Vorbeugung und eine naturgemäße Behandlung von Hämorrhoiden. Nicht jeder, der an einer Bindegewebsschwäche leidet, muß nämlich Hämorrhoiden bekommen. Ausschlaggebend für das Auftreten dieser unangenehmen Venenknoten am After sind noch eine ganze Reihe anderer belastender Umstände. Dazu gehört zuerst einmal die Ernährung. Wer sich durch üppiges und falsches Essen Übergewicht und Stuhlverstopfungen anfuttert, der belastet nicht nur seine Blutgefäße, sondern auch seinen Darm. Wichtig ist es auch, darauf zu achten, daß der Stuhl niemals zu hart wird. Ein zu harter Stuhlgang erfordert ein heftiges Pressen bei der Stuhlentleerung — und durch den Druck werden dabei nicht selten auch die Venen am Darmausgang ausgebeult, so daß der erste Schritt

zu Hämorrhoiden getan ist. Vermeiden können Sie dies, in dem Sie viel wasserhaltige Nahrungsmittel zu sich nehmen. Essen Sie also Melonen, Tomaten, Rettich, Gurken und Sauerkraut.

Nach jedem Stuhlgang sollten Sie Ihren After mit kaltem Wasser benetzen. Das zieht die Blutgefäße zusammen und verhindert dadurch eine Venenerweiterung bzw. Hämorrhoiden-Bildung.

Vorbeugend hilft auch regelmäßiges Einreiben des Afters mit einer Salbe aus den Wirkstoffen der Zaubernuß (Hamamelis virginiala). Schon die Indianer Nordamerikas wußten die heilende Kraft der Zaubernuß zu schätzen. Ihre Medizinmänner stellten aus dem Extrakt der Blätter, Wurzeln und der frischen Rinde des im Winter blühenden Strauchs eine wirksame Paste her, mit der sie Entzündungen und Wunden zu heilen wußten. Bei uns wird heute Hamamelis zur Arzneimittelgewinnung in speziellen Plantagen angebaut, ist aber auch als Zierstrauch in so manchem Park zu finden. Bei allen venösen Leiden läßt sich Hamamelis äußerlich als Salbe oder Zäpfchen oder auch zum Einnehmen in Form von Tropfen oder Tabletten hervorragend verwenden. Er hilft mit, vorhandene Ödeme, die aufgrund der mangelnden Elastizität der Venen entstanden sind, wieder abzubauen. Ebenso kann regelmäßiges Einreiben der Afterregion mithelfen, das Auftreten von Hämorrhoiden zu vermeiden. Hat es Sie aber schon erwischt, dann sollten Sie unbedingt einen Mediziner aufsuchen und nicht nur selbst an Ihrer Krankheit herumdoktern. Ihr Arzt oder Heilpraktiker wird Ihnen sagen können, welches Stadium der Hämorrhoiden-Erkrankung bei Ihnen vorliegt und ob eventuell ein ernsthaftes Leiden dahintersteckt.

Medizinisch wird der Krankheitsverlauf der Hämorrhoiden in drei Stadien eingeteilt. Im ersten Stadium treten leichte Blutungen auf, die sich als Auflagerungen auf dem Stuhl

bemerkbar machen. Im zweiten Stadium dann verspüren Sie ein deutliches Brennen, Juckreiz und auch Nässen am After. Zusätzlich treten verstärkte Blutungen auf, und es stellen sich die ersten Sitzbeschwerden ein. Das dritte Stadium dann wird bereits von massiven Beschwerden gezeichnet. Die Hämorrhoiden-Knoten sind stark ausgebildet und treten aus dem After hervor. Das Brennen tritt vermehrt auf, und Jucken und Schmerzen machen dem Patienten das Sitzen schwer. Zusätzlich kommt es noch zu starken Blutungen.
Aber auch im dritten Stadium sollten Sie sich nicht gleich zu einer Operation überreden lassen. Mit altbewährten Hausrezepten und wirksamen Naturheilverfahren ist es schon oft gelungen, auch in diesem Fall noch eine deutliche Linderung der Beschwerden herbeizuführen. Neben all den Dingen, die schon zur Vorbeugung von Hämorrhoiden empfohlen worden sind — und die Sie natürlich erst recht beherzigen sollten, wenn bereits Hämorrhoiden vorhanden sind — können Sie noch einige gezielte Maßnahmen zur Selbsthilfe ergreifen. Hilfreich sind zum Beispiel kalte Sitzbäder mit Eichenrinden-Absud. Geben Sie dazu in Ihr Badewasser eine Handvoll Eichenrinde. Besser ist es jedoch, wenn Sie in die Sitzbadewanne eine Tasse selbstgekochten Eichenrindentee gießen. Haben Sie nur eine große Wanne zur Verfügung, dann sollten Sie besser 2 Tassen verwenden. Nützlich sind außerdem auch kühle Umschläge mit Salben oder Tinkturen aus Roßkastanien.
Durchblutungsfördernd, entzündungshemmend und damit auch schmerzlindernd wirkt der Knoblauchsaft. Trinken Sie viel davon. Ebenso auch Zinnkrauttee oder Spitzwegerichtee.
Bei schmerzenden Hämorrhoiden wirkt auch ein Spezialtampon schmerzlindernd. Für diesen Tampon brauchen Sie zuerst einmal einen Tee, den Sie sich aus Angelika-

wurzeln, Steinkleeblüten, Hirtentäschelkraut und Ginsterblüten herstellen. Nehmen Sie pro Tasse einen Teelöffel von dieser Mischung. Das Besondere dabei aber ist, daß Sie nun nicht wie gewohnt diese Kräuter in Wasser aufkochen, sondern in Wein. Diesen Kräuterwein lassen Sie dann über Nacht stehen und trinken jeweils morgens eine Tasse davon. Abends dagegen — und nun kommt der Tampon zu Ehren — tauchen Sie einen Wattebausch in den Kräuterwein und legen die nasse Watte dann auf die schmerzhaften Hämorrhoiden-Stellen. Den Wattebausch können Sie mit einem Pflaster befestigen oder einen strammen Slip darüberziehen. Die Watte soll dann über Nacht liegenbleiben.

Sehr angenehm ist auch die Behandlung mit einem speziellen Eis-Stift, den es in Apotheken zu kaufen gibt. Dieser Stift besteht aus einem dünnen, mit einem kältespeichernden Gel gefüllten Plastikstab. Bewahren Sie den Stift so lange in Ihrem Kühlschrank auf, bis er richtig durchgekühlt ist. Dann können Sie ihn in den After einführen und so lange darin belassen, bis er wieder Körpertemperatur erreicht hat. Durch die Kälte werden die Hämorrhoiden zusammengezogen und die Schmerzen gelindert. Gleichzeitig wird das Auftreten neuer Hämorrhoiden erschwert.

Bei einer vorhandenen Stuhlverstopfung dürfen Sie ausnahmsweise auch vorübergehend mal zu leichten Abführmitteln greifen. Bewährt haben sich hier Tees aus Faulbaumrinde oder Sennesblättern. Damit erreichen Sie einen weichen, gut gleitenden Stuhl, der eine schmerzfreie Stuhlentleerung ermöglicht. Doch nehmen Sie diese Mittel nicht ständig, denn sie können zur Gewöhnung führen und verlieren dann ihre Wirkung. Außerdem schaden sie auf Dauer dem Darm. Vernünftiger ist es, den Stuhl durch eine entsprechende Ernährung zu normalisieren.

Natürlich sollten Sie Ihre Selbsttherapie noch durch die

Behandlung in der Praxis eines naturheilkundlichen Therapeuten ergänzen lassen. Besonders wirkungsvoll bei Hämorrhoiden ist nämlich eine spezielle Akupunktur im Bereich beider Gesäßmuskeln. Sie fördert den Blutabfluß, wirkt sowohl bindegewebskräftigend als auch schmerzlindernd. Selbstverständlich können auch homöopathische Präparate mit großem Erfolg eingesetzt werden. Zum einen müssen Sie die Mittel als Tropfen oder Tabletten zu Hause einnehmen, zum anderen werden sie in der Praxis des Behandlers ebenfalls im Bereich des Gesäßmuskels injiziert. Sehr bewährt haben sich auch ansteigende Kreislauf-Fußbäder nach Schiele, die ebenfalls den Blut- und Lymphfluß aktivieren und damit dafür sorgen, daß das versackte Blut in den Venenbeulen wieder in den Kreislauf zurückgeführt wird. Unterstützt werden kann diese Behandlung noch durch eine vorsichtige Massage der Aftergegend. Nicht zuletzt sind auch proteolytische Enzyme wichtig, die als Dragees eingenommen oder als Salbe verabreicht werden (zum Beispiel Phlogenzym Dragees oder Wobenzym Salbe).

Gesund im April

14 Erkältungszeit April — Gesundheitstips für den launischen Monat

April, April — der weiß nicht, was er will! So jedenfalls lautet eine alte Volksweisheit. Und wie immer ist auch an dieser überlieferten Erfahrung etwas dran. Denn als Monat zwischen ausklingendem Winter und sprießendem Frühling wird der April hin- und hergeschüttelt von ungemütlichen Winden und Regenschauern, um im nächsten Moment schon wieder von den wärmenden Strahlen der allmählich höher steigenden Frühlingssonne durchflutet zu werden. Ein Monat, der von uns Menschen ständige Anpassung an die wechselhafte Witterung verlangt und den wir nur mit einer gewissen Voraussicht und einer intakten körpereigenen Abwehrkraft ohne Erkältung überstehen können.

Richten Sie sich also immer so ein, daß Sie für jede Witterung gut angezogen sind. Das bedeutet, daß Sie sich jederzeit an- oder ausziehen können müssen. Empfehlenswert ist also zum Beispiel ein normales Unterhemd, dann Hemd oder Bluse, darüber einen Pullover, anschließend eine Strickjacke und zum Schluß vielleicht noch ein Übergangsmantel. Wenn die Sonne rauskommt, können Sie so problemlos ein oder zwei Kleidungsstücke ausziehen und

sich der steigenden Temperatur anpassen. So vermeiden Sie, daß Sie ins Schwitzen kommen und sich beim nächsten kühlen Windstoß eine Erkältung einfangen. Gleichzeitig aber sind Sie mit dem Mantel vor Regen- oder Schneeschauern geschützt und ertragen auch mal einen kräftigen Windstoß, ohne sich zu unterkühlen.
Wichtig ist allerdings, daß Sie das richtige Schuhwerk anziehen. Bevorzugen Sie festes Schuhwerk, das auch bei Regen noch die Füße warm und trocken hält. Feuchte und kalte Füße stehen nämlich sehr häufig am Anfang einer saftigen Erkältung oder einer Unterkühlung des Unterleibs und damit einer hartnäckigen Blasenentzündung. Aus diesem Grund sollten Sie jetzt auch noch nicht auf warme Unterhosen oder wärmende Strumpfhosen verzichten.
Schon meine Großmutter wußte, daß es besonders für Frauen sehr wichtig ist, »unten rum« lieber etwas wärmer angezogen zu sein, um so hartnäckigen Unterleibserkrankungen vorzubeugen. Vorbeugen sollten Sie auch schon frühmorgens, indem Sie Ihr Badezimmer zum »Kneipp-Zentrum« machen. Beginnen Sie Ihren Tag mit einer leichten Lockerungsgymnastik. Anschließend kommt ein ausgiebiges Trockenbürsten. Bürsten Sie dabei den ganzen Körper — immer in Richtung Herz. Danach sollte eine heiß-kalte Wechseldusche folgen. Damit haben Sie nun nicht nur Ihren Kreislauf in Schwung gebracht und sind jetzt fit für den ganzen Tag, sondern Sie haben auch Ihre Abwehrkräfte aktiviert.
Setzen Sie Ihr Gesundheitsprogramm mit einem »Gesundheitsfrühstück« fort. Verzichten Sie auf fetthaltige und schwer im Magen liegende Wurstbrote oder zuckergesüßte Marmeladenbrötchen. Zucker ist ein bekannter Vitaminräuber, der Ihre Abwehrkräfte schwächt und die Durchblutung behindert. Nutzen Sie stattdessen die jetzt im Frühling wieder auf den Markt kommenden Gemüse-

sorten und belegen Sie Ihre Brote mit Tomaten, Gurken oder frischen Kräutern. Verzichten Sie auch auf weiße Brötchen oder Brot und bevorzugen Sie Vollkornprodukte. Auch ein erfrischendes und belebendes Müsli gehört zur gesunden Kost. Wenn Sie unbedingt etwas Süßes wollen, dann nehmen Sie Honig. Schwarzer Tee und Kaffee sind ebenfalls keine guten Voraussetzungen für eine Kräftigung der körpereigenen Abwehrkraft. Wählen Sie stattdessen Kräutertees.

Bewährt hat sich zum Beispiel ein Tee aus Weidenrinde, Thymianblättern, Sonnentaublättern, Mateblättern, Arnikablüten, Hopfenblüten, Hafer, Brennesselblättern, Weißdornblüten, Eukalyptusblättern, Lungenkraut, Malvenblüten und Melisseblättern. Mischen Sie diese Zutaten zu gleichen Teilen, geben Sie einen gehäuften Teelöffel auf eine Tasse kochendes Wasser, lassen Sie 5 bis 6 Minuten ziehen und trinken Sie nun davon zum Frühstück 2 bis 3 Tassen.

Denken Sie auch daran, daß das Frühjahr die beste Gelegenheit ist, mal wieder einen »Gesundheits-Check« machen zu lassen. Suchen Sie sich also einen naturheilkundlichen Therapeuten, und lassen Sie von diesem einen HLB-Bradford-Bluttest machen. Dieser Bluttest zeigt Ihnen, ob Stoffwechselbelastungen im Blut vorhanden sind und eventuell Krankheiten drohen.

Lassen Sie bei dieser Gelegenheit auch mal Ihren Sauerstoffdruck messen, denn im Winter führt die mangelnde Bewegung und das oftmals zu »gute« Essen häufig sehr schnell zu einem Sauerstoffmangel im Blut und Gewebe.

Zum »Gesundheits-Check« gehört dann auch eine Kirlian-Fotografie, mit der man anhand Ihrer auf Fotopapier festgehaltenen energetischen Abstrahlung an Finger- und Zehenspitzen erkennen kann, ob bei Ihnen Störungen im Energiefluß vorhanden sind und dadurch eventuell Krankheiten drohen können. Vorbeugen ist allemal besser als

Heilen, und falls Sie schon irgendwelche gesundheitlichen Schwächen zeigen, ist es einfacher, jetzt zu behandeln, als erst dann, wenn die Krankheit schon deutliche Beschwerden bereitet.
Oftmals reicht es nämlich schon, durch entgiftende und ausleitende Maßnahmen den Körper wieder zu reinigen und damit die Abwehrkräfte zu stabilisieren. 1 bis 3 Aderlässe oder 5 bis 6 Eigenblutinjektionen — eventuell als »kleine Blutwäsche« vermischt mit Ozon-Sauerstoff — können vielfach Wunder wirken. Ein solcher Aderlaß sorgt dafür, daß der Körper neues und damit frisches Blut bilden muß. Die Eigenblutinjektionen regen die Selbstheilungskräfte des Körpers an und wirken überaus vitalisierend. Ganz besonders dann, wenn das Eigenblut mit Ozon-Sauerstoff angereichert und so aufgefrischt wurde. Nach einer solchen Kur fühlen Sie sich nicht nur frisch und munter und können der Frühjahrsmüdigkeit ade sagen, sondern Sie haben mit der Aktivierung Ihrer Selbstheilungskräfte auch den Launen des Aprils ein Schnippchen geschlagen.

15 So behandeln Sie einen »Tennisellenbogen« richtig

Es läßt sich nicht mehr übersehen: Der Frühling hält Einzug in unseren Landen. Mittlerweile sind deshalb auch schon die ersten Freiluft-Tennisplätze wiederhergerichtet und eröffnet worden. Das aber lockt die Anhänger des »weißen Sports« in Scharen auf die Sand- oder Hartplätze. Auch wer in der Wintersaison seinen Schläger im Schrank gelassen hat, fühlt sich nun wieder berufen, an der Filzkugel sein Talent zu beweisen. Vorsicht! So mancher Tennisspieler hat es schon zu spüren bekommen, wie schmerzhaft es ist, wenn man die Leidenschaft zum Tennissport übertreibt und nach einer langen Winterpause nicht nur untrainiert auf dem Platz erscheint, sondern vielleicht auch vieles verlernt hat und nun eine falsche Schlagtechnik einsetzt. Irgendwann spielen die Gelenke nicht mehr mit, und meist meldet sich dann zu allererst das schon am meisten strapazierte Gelenk, nämlich der Ellenbogen. »Tennisellenbogen« lautet dann die lakonische Diagnose des Orthopäden.

Dieser »Tennisellenbogen« oder — wie es wissenschaftlich heißt, die »Epicondylitis« — tritt nämlich immer dann auf, wenn das Ellenbogengelenk überbeansprucht wird und man die Unterarmmuskulatur zu sehr strapaziert. Dadurch kommt es zu einer Entzündung der Knochenhaut am Ellenbogen und an den Sehnen, die die Muskeln des Unterarms mit dem Ellenbogen verbinden. Der Name »Tennisellenbogen« ist allerdings etwas irreführend, denn neben Tennisspielen kann schon eine zu ausgiebige Gartenarbeit, ein zu langes und falsches Tragen von Lasten, ständig gleichbleibende Bewegungen während der Arbeitszeit oder ähnliches zu einer Reizung des Ellenbogengelenks, der Sehnen und der Muskeln führen. Bald treten dann Schmerzen am Ellenbogengelenk auf, die auch in den ganzen Unterarm ausstrahlen können und mitunter so stark werden, daß jedes Heben von Gegenständen unmöglich ist. In den meisten Fällen verordnen die Ärzte dann eine absolute Ruhestellung für den Arm. Der Arm wird in eine Schiene gelegt und mitunter sogar eingegipst. Mitunter kann diese Therapie jedoch fatale Folgen für den Patienten haben. Eine Epicondylitis dauert in der Regel nicht nur einige Stunden oder Tage, sondern mehrere Wochen. Wird der Arm dann aber für einen langen Zeitraum stillgelegt, »trocknet« das geschädigte Ellenbogengelenk allmählich ein und wird damit letztendlich immer unbeweglicher. Wie schon der japanische Rheumaspezialist

Dr. Yamauchi in seinem »Reiken-Rheumatism-Village« festgestellt hat, bildet sich die für die Beweglichkeit des Gelenks notwendige Gelenkschmiere nur dann, wenn das Gelenk auch ausreichend bewegt wird.
Um eine schnelle Linderung der Symptome — also der Schmerzen — zu erreichen, wird der Patient nicht selten zusätzlich mit Cortison behandelt. Schon auf dem Rheumatologen-Kongreß 1983 in Wiesbaden aber warnten anerkannte Spezialisten davor, Cortison längere Zeit gegen Rheuma einzusetzen. Wie die Mediziner klarstellten, führt die längere Anwendung von Cortison nicht zu einer Besserung der Gelenkbeschwerden, sondern im Gegenteil noch zu einer weiteren Verschlechterung des Gelenkknorpels und damit zu einer Minderung der Beweglichkeit. Neben seiner schädigenden Wirkung auf den Gelenkknorpel hat Cortison aber noch weitere gefährliche Nebenwirkungen, die man nicht unbeachtet lassen sollte.
In vielen Praxen kommen auch Bestrahlungen zum Einsatz. Hierzu gehören die Mikrowellen ebenso wie Reizstrom oder Ultraschall. Der »Tennisellenbogen« läßt sich davon jedoch nur selten beeindrucken, denn die Krankheit hat sich als sehr hartnäckig erwiesen. Was also ist zu tun?
Am besten ist es natürlich, es gar nicht erst zu einer Entzündung des Ellenbogens kommen zu lassen. Tennisspieler sollten ihren Sport nicht übertreiben und vor allen Dingen eine korrekte Schlagtechnik erlernen. Damit wird das Gelenk dann schon soweit wie möglich geschont. Ähnliches gilt auch für Nicht-Tennisspieler. Das Ellenbogengelenk sollte — ebensowenig wie die anderen Gelenke — nicht mit immer gleichbleibenden eintönigen Bewegungen strapaziert werden. Rechtzeitige Ruhepausen mit einigen Lockerungsübungen helfen hier, das Schlimmste zu verhindern. Da es sich um eine entzündliche Erkrankung des Gelenks handelt, sollten zusätzlich kalte Anwendun-

gen gemacht werden. Schon unsere Großmütter wußten, daß kalte Quarkauflagen eine ausgezeichnete Wirkung bei allen Gelenkentzündungen haben. Dazu wird einfach Quark mit Milch zu einem nicht allzu festen Brei verrührt und dann als Auflage auf das erkrankte Gelenk geschmiert. Anschließend wird die Paste mit einem Tuch abgedeckt und mit einem weiteren Wolltuch umwickelt. Die Auflage soll so lange auf der Haut liegenbleiben, bis der Quark allmählich bröckelig und trocken geworden ist. Der kalte Quark entzieht dem Körper nicht nur Giftstoffe, wodurch die Schmerzen des Patienten nachlassen, er sorgt auch — wenn er ausreichend gekühlt ist — für eine »Kälte-Narkose«. Dadurch wird das Gelenk schmerzfreier, und es läßt sich nachher besser bewegen.
Ein »Eishandtuch« kann ähnlich gute Dienste leisten. Legen Sie dazu ein feuchtes Frotteehandtuch ins Tiefkühlfach des Kühlschrankes und wickeln Sie es, wenn es steifgefroren ist, um das erkrankte Gelenk. Noch intensiver allerdings wirkt ein Spezial-Eisbeutel: Geben Sie zwei Hände voll Eiswürfel in einen Plastikbeutel und schütten Sie noch eine halbe Tasse Kochsalz dazu.
Mengen Sie alles gut durch und blasen Sie den Beutel anschließend auf. Der Beutel wird dann oben verschlossen, so daß er prall wie ein Luftballon ist. Das Salz wird bald dafür sorgen, daß die Temperatur des Eises noch weiter absinkt. Schon bald erreichen Sie damit Minusgrade von bis zu 20 Grad. Mit dieser »Eis-Blase« bestreichen Sie nun die schmerzenden Stellen des Armes. Aber Vorsicht! Lassen Sie den Beutel nie ruhig liegen, sondern bewegen Sie ihn ständig. Sonst könnte es zu Erfrierungen kommen! Kommt dann der Moment, an dem die Kälte zu brennen anfängt, müssen Sie aufhören und Ihr Gelenk so lange intensiv bewegen, bis die behandelte Hautfläche wieder die gleiche Temperatur hat wie die unbehandelten Hautpartien. Sie werden schnell merken, daß nach jeder Eisbehand-

lung eine kräftige Überwärmung des Armes eintritt. Dieser Effekt ist sehr wichtig. Durch diese Wärmereaktion wird den erkrankten Gelenkbereichen verstärkt Blut zugeführt. Wiederholen Sie diese Prozedur mehrmals täglich.
Damit Ihr erkranktes Gelenk auch nachts nicht ohne heilende Arznei bleibt, machen Sie vor dem Schlafengehen Salbenumschläge mit proteolytischen Enzymen (zum Beispiel Wobenzym Salbe). Entsprechende Salben erhalten Sie in der Apotheke. Die Salbe wird messerrückendick auf Ihren Ellenbogen bzw. Unterarm aufgetragen und mit einem Papiertaschentuch abgedeckt. Binden Sie das Ganze dann mit einer Binde locker fest. Die proteolytischen Enzyme ziehen dann über die Haut allmählich ins Gelenk ein. Sie haben eine sehr stark entzündungshemmende Wirkung und verbessern außerdem die Durchblutung im behandelten Gebiet.
Natürlich sollten Sie nicht auf fachkundigen Rat verzichten. Gehen Sie deshalb also zu einem Heilpraktiker oder Arzt, der nicht gleich mit Kanonen auf Spatzen schießt und stattdessen die Neuraltherapie einsetzt. Neuraltherapeutische Injektionen in das erkrankte Gelenk oder um das erkrankte Gelenk herum haben sich nämlich beim Tennisellenbogen als sehr schmerzlindernd und entzündungshemmend bewährt. Wenn Sie dazu noch unterstützend die oben erwähnte Selbstbehandlung durchführen, werden Sie Ihre Schmerzen bald vergessen haben.

16 So schlagen Sie der Frühjahrsmüdigkeit ein Schnippchen

Geht es Ihnen zur Zeit auch so wie vielen anderen? Morgens, wenn der Wecker klingelt, sind Sie noch hundemüde, obwohl Sie ausreichend lange geschlafen haben.

Auch tagsüber kommen Sie nicht in Gang und hängen lustlos herum. Wenn auch Sie mit diesem Problem zu tun haben, dann hat Sie ohne Zweifel die Frühjahrsmüdigkeit erwischt.
Was ist das eigentlich für eine seltsame Krankheit, die uns alle Jahre wieder zur selben Zeit heimsucht? Nun, zuerst einmal kann ich Sie beruhigen. Frühjahrsmüdigkeit ist keine ernsthafte Erkrankung, sondern lediglich die Folge einer Mangelerscheinung. Entstanden ist diese Mangelerscheinung durch die meist einseitige Ernährung im Winter, durch zuwenig Sonne, Bewegungsmangel und zuwenig frische Luft. Mangel an frischer Luft bedeutet aber auch Mangel an Sauerstoff, der für das gute Funktionieren unseres Organismus von größter Wichtigkeit ist. Doch wer hat schon Lust, bei Schneeregen oder Matschwetter ausgiebige Spaziergänge zu machen und eine Erkältung zu riskieren? Die Folge: Man bleibt zu Hause, futtert mehr als notwendig in sich hinein und beschränkt seine Spaziergänge auf den Weg vom Wohnzimmer in die Küche und zurück. Wen wundert es da, daß der Körper Unmengen von Schlackstoffen anhäuft? Doch die in den Körperzellen abgelagerten »Abfälle« der ungesunden, fettreichen Winterkost blockieren die Zellatmung und belasten Herz und Kreislauf. Das Blut ist nicht nur dickflüssiger geworden, sondern es mangelt ihm auch an lebenswichtigem, vitalisierendem Vitamin C. Das alles sind die Gründe dafür, warum Sie sich jetzt abgespannt und niedergeschlagen fühlen und besonders anfällig für Krankheiten sind. Jetzt ist es an Ihnen, etwas dagegen zu tun! Denn wenn Sie der Müdigkeit nachgeben und sich gehenlassen, werden Sie Ihr schlappes Gefühl bis zum Sommer nicht los. Durchbrechen Sie also den Teufelskreis! Machen sie jetzt eine gründliche Frühjahrskur, damit Körper und Geist wieder voll regeneriert werden können.
Fangen Sie zuerst einmal an, Ihre Lebensweise zu ändern.

Lassen Sie sich von dem noch launischen Frühlingswetter nicht unterkriegen und machen Sie ausgedehnte Spaziergänge. Wählen Sie dafür eine leichte, luftige Kleidung, und versuchen Sie durch ein flottes Marschtempo ins Schwitzen zu kommen. Durch Anstrengung erzeugtes Schwitzen ist nämlich ein hervorragender Selbstreinigungsprozeß des Körpers und das beste Mittel, die durch ungesunden Streß angesammelten Stoffwechselgifte wieder abzubauen. Natürlich können Sie auch in die Sauna gehen, doch das passive Schwitzen kann die Heilwirkung des aktiven Schwitzens durch Muskelarbeit an der frischen Luft nie ganz ersetzen.
Stärken Sie Ihre Widerstandskräfte durch zusätzliches Einnehmen von Vitamin C, das Sie preisgünstig als Ascorbinsäure in der Apotheke kaufen können. Bevorzugen Sie jetzt auch Vitamin-C-haltige Nahrungsmittel wie Zitrusfrüchte, Paprika und vor allen Dingen Hagebutte.
Wenn Sie die Selbstreinigungskräfte des Körpers nachhaltig unterstützen wollen, verzichten Sie ganz einfach den einen oder anderen Tag auf feste Nahrung und machen Sie einen Safttag mit frischen Obst- oder Gemüsesäften. Damit füllen Sie die Vitamin- und Mineraliendepots Ihres Körpers wieder auf und tanken neue Energie.
Zusätzlich sollten Sie viel Wasser oder Mineralwasser trinken. Die Gesamtflüssigkeitsmenge des Tages sollte unbedingt 2 1/2 bis 3 Liter betragen, damit Sie alle Körperzellen durchspülen und den »Wintermüll« schnellstens ausscheiden können. Neben Safttagen können Sie natürlich auch Rohkosttage einlegen. Essen Sie dazu beliebig viele Salate oder Gemüse und ergänzen Sie Ihren Salatteller mit jungen Löwenzahnblättern, gehackten Brennesseln, Spitz- und Breitwegerich.
Besonders vitamin- und mineralienhaltig wird Ihr Salatteller, wenn Sie ihn reichlich mit frischen Sprossen und Keimen garnieren. Viel zuwenig bekannt ist, daß sich der Vit-

aminanteil von 3 bis 4 Tagen alten Keimlingen im Vergleich zum ungekeimten Samenkorn nicht nur verzehnfacht, sondern je nach Art des Samens einige hundertmal größer geworden ist. Diese »Vitaminbomben« können Sie sich problemlos selber herstellen. Wenn Sie sich keine Keimschalen, mit denen das Keimen natürlich am einfachsten ist, kaufen wollen, dann verteilen Sie einfach Samen auf einem flachen Teller. Gießen Sie nun täglich Wasser dazu und lassen Sie dieses Wasser eine Stunde stehen, damit die Samen aufquellen können. Vergessen Sie aber nicht, das übrigbleibende Wasser dann wieder abzugießen, da die Samen sonst verfaulen. Schon nach etwa zwei Tagen werden die ersten Samen keimen. Warten Sie dann, bis die Keimlinge etwa $1/2$ Zentimeter lang sind. Jetzt ist ihr Vitaminanteil am größten, und sie schmecken am besten. Zum Keimen können Sie alles verwenden, worauf Sie Appetit haben. Kichererbsen eignen sich dafür ebensogut wie Linsen oder Bohnen. Wer es aber etwas schärfer liebt, sollte auf Rettich oder Senfsamen zurückgreifen.
Ich muß wohl nicht erwähnen, daß Sie auf Nikotin, Koffein und Alkohol verzichten sollten. Wenn Sie Anregungen brauchen, dann wählen Sie kreislaufaktivierende Kräutertees, wie zum Beispiel Rosmarin. Auch Blutreinigungstees sind zur Frühjahrskur geeignet. Wählen Sie dazu Tees aus Löwenzahnwurzel, Brennesselkraut, Klettenwurzel, Schafgarbe, Zinnkraut, Stiefmütterchen und Tausendgüldenkraut.
Erschrecken Sie nicht, wenn Sie während Ihrer »Frühjahrsentgiftung« feststellen, daß Ihr Urin eine dunklere Farbe annimmt und Ihre Ausscheidungen einen unangenehmen Geruch haben. Dies zeigt nur, daß die Ausscheidung von Giftstoffen in vollem Gange ist.
Unterstützen Sie den Reinigungsvorgang Ihres Körpers noch dadurch, daß Sie täglich Ganzkörperwaschungen

durchführen und vorher ausgiebige Bürstenmassagen machen. Zwei- bis dreimal wöchentlich empfehlen sich auch Vollbäder mit ca. 38 Grad warmem Wasser. Wenn Sie Heublumen- oder Rosmarinextrakt zugeben, erreichen Sie nicht nur eine Körperreinigung, sondern werden feststellen, daß auch Ihre Lebensgeister wieder neu geweckt werden.

17 Schnelle Hilfe bei Knieverletzungen

Die warmen Frühlingssonnenstrahlen locken nun auch die letzten Freizeitsportler wieder ins Freie: Joggen, Radfahren oder Fußballspielen – jeder kann jetzt seinem Hobby wieder intensiv nachgehen. Mit der zunehmenden Zahl der sportlichen Aktivitäten steigt allerdings auch die Gefahr von Sportunfällen. Besonders häufig kommt es dabei vor, daß jemand »auf die Nase fällt«.
Natürlich ist es selten genug die Nase; meistens sind es die Hände, die Ellenbogen oder die Knie, die den Sturz abzufangen haben. Gerade die Knie reagieren auf solch eine unsanfte Behandlung besonders empfindlich.
Knieverletzungen sind nicht nur besonders schmerzhaft, sondern auch noch sehr hartnäckig. Nicht selten führt eine Verletzung des Knies später zu einer Arthrose, fast immer aber zu einem kräftigen und langanhaltenden Kniegelenkserguß. Ein solcher Kniegelenkserguß ist eine echte »Crux« für jeden Behandler.
Die Haupttherapie bei einem solchen Erguß besteht darin, das Knie zu punktieren. Dabei wird mit einer dicken Kanüle in das Kniegelenk gestochen, so daß die darin angesammelte Lymphflüssigkeit ablaufen kann. Die Kniegelenksschwellung läßt dann zwar sehr schnell nach, doch ist dieser operative Erfolg nicht von Dauer. Schon kurze

Zeit später ist das Gelenk wieder genauso dick wie vorher. Das liegt einfach daran, daß diese Behandlung nicht das Grundleiden bekämpft. Das Absaugen der Lymphflüssigkeit aus dem Kniegelenk ist nur eine Behandlung des Symptoms. Die Ursache ist aber fast immer die gleiche, nämlich eine Entzündung im Inneren des Gelenkes, die durch den Stoß, Schlag oder Aufprall entstanden ist. Um einen dauerhaften Heilerfolg zu garantieren, muß also zuerst einmal die Entzündung behandelt werden. Wenn das rechtzeitig gemacht wird, tritt in der Regel gar kein Erguß mehr auf. Doch dazu muß der Betroffene sofort nach seinem Unfall eine entsprechende Therapie bekommen.
Als Erste-Hilfe-Maßnahme empfiehlt sich die Anwendung eines Kältesprays, das jeder aktive Sportler immer bei sich tragen sollte. Kältesprays gibt es in Apotheken oder medizinischen Fachhandlungen. Wird das Gelenk sofort nach dem Unfall mit dem Kältespray ausgiebig behandelt, werden nicht nur die Schmerzen, sondern auch die aufkommende Entzündung nachhaltig gebessert. Auf eins müssen Sie jedoch dabei achten: Benutzen Sie das Spray vorsichtig, denn zu langes und intensives Besprühen derselben Hautstelle kann zu Verbrennungen führen.
Wenn Sie dann zu Hause sind, sollten sie statt des Kältesprays einen Eisbeutel oder ein Eishandtuch verwenden. So ein Eishandtuch ist schnell hergestellt. Legen Sie dazu ein nasses Handtuch in das Gefrierfach Ihres Kühlschranks und warten Sie, bis es steif gefroren ist. Wickeln Sie es danach um Ihr Gelenk und lassen Sie es so lange dort, bis es warm geworden ist.
Noch intensiver ist die japanische Kältebehandlung (Cryo-Therapie), die ich schon 1980 bei Dr. Yamauchi in dessen japanischer Rheumaklinik kennengelernt und bald darauf in meinen Praxen eingeführt habe. Hierbei werden die betroffenen Gelenke mit einer Eisluft begast, die bis zu minus 160 Grad kalt wird. Diese extreme Kälte sorgt für

eine starke Reduzierung der Entzündungsaktivität und damit auch für eine schnelle Gesundung des Gelenkes. Natürlich ist diese Therapie nicht nur bei einem Kniegelenkserguß sehr hilfreich, sondern auch bei Gelenkentzündungen oder Gelenksabnutzungen und vielen anderen Formen rheumatischer Erkrankungen.
Da die Kälte nicht nur die Entzündung und die Schwellung im Knie, sondern auch die Schmerzen nimmt, kann der Patient nach der Behandlung sein Gelenk wieder schmerzfrei bewegen. Dies führt dann dazu, daß die gestaute Lymphe auf natürliche Weise schneller ablaufen kann und sich neue, gesunde Gewebeflüssigkeit bildet.
Zur Unterstützung eignet sich auch die Lymphdrainage, die ebenfalls den Lymphabfluß beschleunigt. Auch Schröpfkopfbehandlungen oder das Anlegen eines Canthariden-Pflasters haben sich als sehr wirkungsvoll erwiesen. Empfehlenswert ist auch das Einreiben des erkrankten Gelenks mit Beinwell-Salbe (Symphytum-Salbe). Zusätzlich kann Beinwell auch in Form von Injektionen rund um das Kniegelenk herum verabreicht werden.
Aus Omas Erfahrungsschatz ist außerdem bekannt, daß bei Kniegelenksschwellungen Umschläge mit Weißkohlblättern sehr erfolgreich eingesetzt werden können. Die Blätter werden dazu mit einem Nudelholz kurz plattgewalzt, damit der Saft austritt, und dann um das erkrankte Gelenk gewickelt. Zur Fixierung wird als Abschluß eine lockere Bandage herumgebunden.
Wie bei allen entzündlichen Gelenkserkrankungen können auch beim Kniegelenkserguß wieder die proteolytischen Enzyme empfohlen werden, die als Dragees oder auch in Salbenform eingesetzt werden. Diese Enzyme sorgen dafür, daß der Erguß und die Entzündung zurückgehen und erneute Schwellungen ausbleiben. Präparate mit proteolytischen Enzymen, wie zum Beispiel Wobenzym, erhalten Sie in der Apotheke.

Gesund im Mai

18 Waldmeister — wohlschmeckend und heilsam

In schattigen Buchenwäldern ist es jetzt wieder zu finden, das würzig duftende Kraut, dessen Wohlgeschmack sich landein, landaus bei Genießern beliebt gemacht hat. Die Berliner benutzen es als »grünen Sirup«, um ihrem Nationalgetränk, der »Berliner Weißen«, den richtigen Pfiff zu geben. Als aromatischer Gaumenkitzel wird es darüber hinaus überall zur Aromatisierung von Speiseeis verwendet, und letztendlich ist es unverzichtbarer Bestandteil der so beliebten »Maibowle«: das Maikraut, auch Waldmeister (Aspirula udorata) genannt.
Gerade als »Maikraut« für die spritzige und erfrischende Maibowle hat sich Waldmeister bei allen Genießern geistiger Getränke einen großen Namen gemacht. Dabei ist die Maibowle keine Erfindung der Neuzeit. Als »Maitrank« wurde sie schon 854 n. Ch. von dem Benediktinermönch Wandalbertus schriftlich erwähnt. Seinerzeit machte man sich bei der Herstellung des »Maitranks« noch richtig Mühe. Das uns von damals überlieferte Klosterrezept schreibt für seine Zubereitung die Verwendung von 30 Gramm frischen Waldmeisterblüten und Waldmeisterblättern vor, dazu 20 Gramm Walderdbeerblättern und je zehn Gramm Blätter der schwarzen Ribisel und der Gun-

delrebe. Die Zutaten sollten dann in eine mäßig angewärmte Porzellanschüssel gegeben werden. Anschließend streut man ca. 150 Gramm Staubzucker darauf, deckt das Ganze ab und läßt es zwei Stunden lang ziehen. Erst jetzt werden 3 Liter guten trockenen Weißweins darüber gegossen. Anschließend läßt man noch einmal 2 Stunden ziehen und seiht dann ab. Schon bei den Mönchen des 9. Jahrhunderts war dieser Trank wegen seiner anregenden, herzstärkenden, verdauungsfördernden und belebenden Wirkung überaus beliebt. Nach üppigen Mahlzeiten getrunken verhindert er aufkommendes Völlegefühl und regt auf natürliche Weise den Stoffwechsel an.

Heute macht man es sich dagegen sehr viel einfacher. Und so können Sie eine wohlschmeckende Waldmeisterbowle herstellen, indem Sie ganz einfach ein Sträußchen frischen oder getrockneten Waldmeister mit 1 Liter trockenem Weißwein übergießen und eine Stunde ziehen lassen. Anschließend nehmen Sie das Sträußchen wieder heraus und gießen zum Servieren ein halbes Gläschen frischgeöffneten, kühlen und trockenen Sektes in ein Glas, das Sie mit dem Maitrank auffüllen. Wer es gerne etwas süßer hat, kann diese Waldmeisterbowle noch mit frischen halbierten Erdbeeren oder mit kleingeschnittenen Honig- oder Wassermelonenstückchen krönen. Auch ein kleiner Schuß Pfefferminzlikör gibt diesem Getränk noch die besondere Würze.

Doch Waldmeister ist keinesfall lediglich eine wohlschmeckende Zutat für die Getränke fröhlicher Zecher. Waldmeister hat eine überaus gesundheitsfördernde Wirkung und läßt sich bei den vielfältigsten Gesundheitsstörungen mit gutem Erfolg heilend einsetzen. So ist aus der Volksheilkunde zum Beispiel bekannt, daß Waldmeistertee eine wurmtreibende Wirkung hat. Bei den verschiedensten Unterleibsleiden wirkt er außerdem noch schmerzstillend, harntreibend und nervenberuhigend.

Auch Leibschmerzen oder eine unregelmäßige Herztätigkeit lassen sich mit Waldmeistertee sehr gut beeinflussen. Selbst gegen Schlaflosigkeit und Hautunreinheit ist Waldmeistertee ein vielfach erprobtes Heilmittel. Die blutreinigende Wirkung dieses Tees wird noch dadurch unterstützt, daß er leicht schweißtreibend wirkt und damit für eine verstärkte Ausscheidung von Giftstoffen über die Haut sorgt.

Überhaupt ist die Heilwirkung des Waldmeisters ganzheitstherapeutisch zu sehen. Wegen seiner herzstärkenden und nierenaktivierenden Wirkung regt Waldmeister nämlich auch noch die Leber an, beseitigt die Leberstauungen, hilft bei Gelbsucht und beruhigt darüber hinaus ein überreiztes Nervensystem. Der Tee ist daher auch bei Unruhezuständen und sogar bei Hysterie gut einzusetzen.

Nicht zuletzt aber hat Waldmeister auch eine schmerzstillende und antiseptische Wirkung. Gurgeln mit Waldmeistertee hilft auch bei Halsweh und Entzündungen der Mund- und Rachenschleimhaut. Die schmerzstillende Wirkung des Tees hat sich zusätzlich auch bei Neuralgien, bei Kopfschmerzen und Migräne immer wieder bewährt. Waldmeister ist also fast ein »Allheilmittel« unter unseren Heilpflanzen. Ein Grund mehr, jetzt im Mai und Juni auf die Suche nach der überaus nützlichen Heilpflanze zu gehen. So gesellt sich zu der heilbringenden Wirkung der Kräuter auch noch der erholsame Effekt eines Waldspazierganges und der Spaß des Suchens.

Die Teeherstellung selbst ist sehr einfach. Verwenden Sie für eine Tasse 2 Teelöffel des kleingeschnittenen Krautes. Achten Sie aber darauf, daß es gut getrocknet ist. Setzen Sie es dann mit einer Tasse kalten Wassers an und lassen Sie es 8 Stunden ziehen. Erst nach dem Abseihen wird der Tee dann erwärmt. Trinken Sie aber nicht mehr als 3 bis 4 Tassen täglich, denn wie bei so vielen Heilpflanzen

entwickelt auch der Waldmeister bei Überdosierung Nebenwirkungen. So können dann Übelkeit, Schwindel oder auch Erbrechen auftreten. Sie sind die Folge des im Waldmeister enthaltenen Wirkstoffs Cumarin, das bei zu hoher Einnahme eine lähmende Wirkung auf das zentrale Nervensystem hervorruft.
Haben Sie einmal mehr Kraut gesammelt und getrocknet, als Sie für Tee oder Maibowle verwenden können, dann brauchen Sie den Überschuß trotzdem nicht wegzuwerfen. Füllen Sie das getrocknete und kleingeschnittene Kraut in kleine Leinensäckchen ab und legen Sie diese in Ihre Kleiderschränke. Am besten deponieren Sie die Säckchen in Ihrer Wäsche und Ihren Kleidungsstücken. Das würzige Aroma des Waldmeisters sorgt nicht nur für einen angenehmen Duft im Kleiderschrank und damit für frisch riechende Wäsche, sondern es hält auch Motten und anderes Ungeziefer fern.

19 Die Spargel-Kur — eine gesunde Delikatesse

Die Asparagus-Tropfen sind in der Homöopathie ein vielfach angewendetes und bewährtes Heilmittel gegen die verschiedensten Beschwerden. Herzstörungen und zu langsamer Puls, Zuckerkrankheit und Milz- oder Leberleiden gehören dazu ebenso wie chronische Blasenerkrankungen, Rheumatismus, Hautunreinheiten, Vergrößerung der Vorsteherdrüse oder Impotenz.
Ähnlich wirksam wie in der Homöopathie kann Asparagus aber auch sein, wenn er als schmackhafte Delikatesse aus deutschen Landen frisch auf den Tisch kommt. Asparagus ist nämlich nichts anderes als die wissenschaftliche Bezeichnung für unseren heimischen Spargel. Gerade jetzt im Mai und Juni ist wieder Spargelsaison, und viele

Menschen nutzen diese Gelegenheit zu einer ausgiebigen Spargel-Kur. Diese Gourmet-Heilmethode kann nur jedem empfohlen werden, denn Spargel hat — obwohl er keine offizielle Heilpflanze ist — eine ganze Menge von heilenden Wirkstoffen. So enthält er zum Beispiel Vitamin A, B und C, die Mineralien Eisen, Phosphor und Kalk, den gallenaktivierenden Wirkstoff Cholin, Bernsteinsäure, Thyrosin und verschiedene andere heilende Bestandteile. Darüber hinaus ist allgemein bekannt, daß Spargel die Nierentätigkeit anregt und damit die Wasserausscheidung erhöht. Vorsicht ist jedoch bei Nierenentzündungen geboten: Hier sollte auf Spargel verzichtet werden.
Spargel steigert jedoch nicht nur die Urinausscheidung, sondern er verbessert auch die Verdauung. Darüber hinaus ist er sehr appetitanregend und dennoch kein Dickmacher, denn er enthält sehr wenige Kohlenhydrate. Kein Wunder, daß die Verbindung der zahlreichen Heilwirkungen des Spargels mit seinem ausgezeichneten Geschmack ihn schon im Mittelalter zu einer beliebten Delikatesse machte und ihm den Ruf einer Heilpflanze einbrachte. Bereits 3000 Jahre v. Chr. wurde der Spargel bei den Chinesen zur Behandlung von Hustenanfällen und zur Stärkung der Lungen eingesetzt. Auch Hautschwellungen und Geschwüre wurden mit Spargel behandelt, ebenso schmerzende und heiße Füße. Im alten China galt es deshalb als besonders höfliche Geste des Gastgebers, wenn er seinem Gast ein Spargelfußbad bereitete.
Doch auch bei den alten Ägyptern war Spargel etwas ganz besonderes. So wurde seinerzeit Spargel mit in die Grabkammern der Toten gegeben, damit sie im Jenseits nicht auf den lukullischen Genuß und die heilende Wirkung dieser Pflanze verzichten mußten.
Und daß der Ruhm des Spargels sich dann immer weiter ausbreitete, läßt sich auch daran erkennen, daß die Ärzte

des klassischen Altertums diese Heilpflanze gegen die verschiedensten Krankheiten einsetzten. So behandelte Hippokrates, der Begründer der griechischen Arzneikunst (460 v. Chr.), damit zum Beispiel Hüftschmerzen, und auch der Römer Plinius (24 n. Chr.) berichtet in seinen Aufzeichnungen von so manchem heilenden Rezept.

In unseren Breiten mußten Feinschmecker und Heilkundige jedoch bis zum 16. Jahrhundert warten, um mit dem Spargel bekanntzuwerden. Erst um diese Zeit kam die eigentlich aus Südeuropa stammende Pflanze nämlich nach Deutschland. Schnell eroberte sie sich hier dann die Gunst der Bevölkerung und wurde schon bald als Speise für Festmahle sehr geschätzt. Auch ihre heilende Wirkung sprach sich schnell herum und ist heute noch in alten Kräuterbüchern nachzulesen. Neben den äußerst wohlschmeckenden Spargeltrieben, die bei uns im Mai und Juni geerntet werden, ist darin auch immer wieder die Rede von der Spargelwurzel, die im Herbst ausgegraben wird. Sie soll zum Beispiel in Wasser und Wein gesotten und getrunken eine heilende Wirkung auf die Leber haben und sogar die Gelbsucht vertreiben. Ebenso reinigt sie Niere und Blase und hilft gegen Zahnschmerzen, wenn sie in warmem Wein gesotten und dann im Mund gehalten wird.

Zur Förderung der Wasserausscheidung kann die Spargelwurzel auch in Verbindung mit den Spargeltrieben genutzt werden. Hier empfiehlt sich zum Beispiel ein Mischtee aus gleichen Teilen von Spargelwurzel und Spargeltrieben, Fenchel, Petersilie und Sellerie. Von dieser Mischung wird dann ein Teelöffel pro Tasse als Aufguß zubereitet. Täglich sollten davon etwa 1 bis 2 Tassen schluckweise getrunken werden. Auch zur Herzstärkung wird Spargel empfohlen. Bewährt hat sich dafür eine Spargel-Honig-Mischung. Das geht so: Nehmen Sie etwa 60 Gramm Spargel, und bereiten Sie daraus in etwa einem

$^{3}/_{4}$ Liter Wasser einen kalten Ansatz. Lassen Sie diesen Ansatz etwa 8 Stunden ziehen. Danach lösen Sie in $^{1}/_{4}$ Liter lauwarmem Wasser 2 Teelöffel Honig und vermischen diese Lösung mit dem Spargelansatz. Trinken Sie nun davon etwa alle Stunde ein Schnapsgläschen voll.
Wenn Sie also etwas für Herz, Leber und Niere tun wollen, dann machen Sie jetzt im Mai eine Spargel-Kur. Denken Sie aber auch daran, daß Sie Spargel nicht nur essen können, sondern daß auch aus dem Kochwasser eine hervorragende Brühe oder Suppe zubereitet werden kann.
Schon das reine Spargelwasser ist sehr schmackhaft und bekömmlich und trägt durch seine harntreibende Wirkung dazu bei, den Körper zu reinigen und mögliche Wasseransammlungen, zum Beispiel im Bereich der Fußknöchel, schnell wieder abzubauen.

20 So vertreiben Sie Ihren Heuschnupfen

»Alles neu macht der Mai« ist ein vielzitiertes Sprichwort. Doch vielen Menschen ist es gar nicht recht, daß jetzt wieder die Bäume ausschlagen, die Knospen sprießen und die Natur wieder in bunten Farben blüht. Die Blütenpollen von Gräsern, Kräutern, Sträuchern und Blumen werden nämlich jetzt wieder für all die zur Qual, die jedes Jahr aufs neue unter ihrem Heuschnupfen zu leiden haben. Schnell schwellen nämlich jetzt wieder die Nasenschleimhäute an und behindern die Atmung. Die Sekretion der Nasenschleimhäute wird kräftig angeregt, und die lästige Schleimabsonderung führt schon bald zu einer deutlichen Rötung der Nasenlöcher. Heftige Niesattacken sind dann der letzte Beweis dafür, daß der Heuschnupfen wieder einmal zugeschlagen hat.
Bis heute gibt es wohl noch kein sicheres Mittel gegen

diese alljährlich wiederkehrende allergische Erkrankung. Trotzdem haben sich gerade aus dem Bereich der Naturheilkunde eine ganze Reihe von Therapien sehr gut bewährt und nicht selten schon dafür gesorgt, daß der Patient die blüten- und pollenreiche Jahreszeit ohne seinen gefürchteten »Frühsommergast« überstehen kann.
Vorbeugen ist natürlich auch hier besser als Heilen. So ist es sehr wirkungsvoll, bereits im Herbst mit einer Blütenpollen-Kur zu beginnen. Diese Therapie ist nicht nur ausgesprochen gesund, denn Blütenpollen enthalten wichtige Vitalstoffe, sondern sie sorgt auch dafür, daß der Organismus allmählich gegen die Wirkstoffe dieser Blütenpollen unempfindlich wird. Kommt dann der Patient im folgenden Frühjahr mit dem Blütenstaub in der Luft in Berührung, so hat sich sein Körper bereits an diese Wirkstoffe gewöhnt und reagiert nicht mehr mit der üblichen Allergie.
Altbewährt ist auch die schon bei vielen Formen von Allergien immer wieder erfolgreich eingesetzte Eigenblut-Behandlung. Aber auch sie sollte bereits im Winter begonnen werden. Der Patient bekommt dann 1 bis 2mal in der Woche 1 bis 5 Kubikzentimeter Blut abgezapft und erhält dieses Blut wieder in den Gesäßmuskel injiziert. Zusätzlich kann dabei das Eigenblut des Patienten noch mit umstimmenden Heilmitteln, wie zum Beispiel Ameisensäure, vermischt werden. Auch mit dieser Methode wird der Körper allmählich unempfindlich gegen die ihn sonst quälenden Reizstoffe.
Sehr erfolgreich und darüber hinaus auch noch überaus schmackhaft ist die Honig-Kur, mit der bereits im Februar begonnen werden sollte. Essen Sie dazu nach jeder Mahlzeit einen Eßlöffel kaltgeschleuderten Bienenhonig. Geben Sie außerdem vor dem Schlafengehen noch einen Eßlöffel Honig in Milch, und trinken Sie das Ganze schluckweise aus. Selbstverständlich sollte auch die Ernäh-

rung auf eine umstimmende Behandlung abgestimmt sein. Meiden Sie Salz und bevorzugen Sie eine vitamin- und mineralienhaltige Kost. Vorwiegend ist Rohkost anzuraten. Darüber hinaus sollte der Körper auch abgehärtet werden. Ratsam sind Trockenbürstenmassagen und morgendliche heiß-kalte Wechselduschen. Auch das von Pfarrer Kneipp gelobte Wassertreten oder morgendliche Tautreten sorgt dafür, daß Ihr Körper mehr Widerstandskräfte bekommt und bessere Möglichkeiten hat, sich gegen Reizstoffe zur Wehr zu setzen.

Doch was nützt das alles, wenn Sie der Heuschnupfen bereits erwischt hat? Natürlich ist es für diese Saison zum Vorbeugen zu spät, doch die genannten Maßnahmen können trotzdem noch eine Linderung des Heuschnupfens bewirken. Auch die Akupunktur hat sich als äußerst wirksam erwiesen. Suchen Sie sich einen Arzt oder Heilpraktiker, der bei Ihnen eine antiallergische Akupunktur vornimmt. Auch Injektionen mit echinaceahaltigen Arzneimitteln, Schlangen- oder Bienengiften bringen eine spürbare Linderung. Schnell wirksam ist auch die Ultrarot-A-Tiefenbestrahlung. Damit kann die Entzündung an den Nasenschleimhäuten und den Nebenhöhlen nachhaltig gebessert werden. Nicht zu vergessen sind homöopathische Mittel. Spezielle Heuschnupfen-Tropfen sind in jeder Apotheke erhältlich.

Sie selbst können natürlich ganz wesentlich dazu beitragen, diese Therapie noch durch eigene Maßnahmen zu unterstützen. Den quälenden Juckreiz in der Nase können Sie zum Beispiel mit Nasenspülungen lindern. Schnupfen Sie dazu einfach Wasser direkt aus der Wasserleitung ein, oder nehmen Sie lauwarmen Zinnkrauttee. Wenn aber die Augen bereits gereizt sind, helfen Augenbäder mit Augentrosttee weiter. Verwenden Sie dafür entweder eine Augenbadewanne oder tauchen Sie Ihr Gesicht in eine mit gefiltertem Tee gefüllte Schüssel und

machen Sie »unter Wasser« dabei mehrmals die Augen auf und zu.
Ein altes Hausrezept aus Omas Erfahrungsschatz ist auch das Kauen von Fenchelfrüchten. Fenchelfrüchte zusammen mit einem Teelöffel Bienenwabe gut 10 Minuten lang gekaut, bringen schnelle Linderung der Beschwerden. Das sollte 5mal am Tag wiederholt werden.
Legen Sie bei einem akuten Heuschnupfen auch hin und wieder ein paar Saft- oder Obstfastentage ein oder beschränken Sie sich auf Rohkost. Durch zusätzliche Einnahme von Vitamin-A- und -C-haltigen Präparaten verbessern Sie Ihre Abwehrkraft. Vor dem Schlafengehen sollten Sie außerdem Ganzwaschungen vornehmen. Geben Sie in ein großes Gefäß 2 Liter kaltes Wasser, eine Tasse Obstessig und einen Eßlöffel Arnika-Tinktur. Legen Sie dann ein Küchentuch etwa auf Waschlappengröße zusammen, tauchen Sie es kurz ein und drücken Sie es etwas aus, so daß es nicht mehr tropft. Mit dem feuchten Tuch waschen Sie dann mit sanftem Druck in mehreren Strichen über Ihre Arme, Beine und den Körper. Das Tuch sollte dabei öfter neu eingetaucht werden, so daß es immer kalt und feucht ist. Trocknen Sie sich anschließend gut ab und legen Sie sich dann ins Bett.
Wenn Sie diese Ratschläge beherzigen, werden Sie auch die Heuschnupfenzeit gut überstehen.

21 Vorsicht bei Hautabschürfungen!

Vor Hautverletzungen ist niemand geschützt. Das haben Sie sicherlich schon des öfteren am eigenen Leibe erfahren müssen. Gerade jetzt in den wärmeren Monaten, wenn wir alle uns wieder viel mehr an der frischen Luft bewegen, häufen sich kleinere und größere Unfälle und damit auch die Verletzungen. Schon ein leichter Sturz auf der Aschenbahn des Sportplatzes, dem Rasen des Fußballfeldes oder dem Kunststoffbelag des Tenniscourts können solche Haut- und Gewebsverletzungen zur Folge haben. Seien Sie in solchen Fällen nicht nachlässig mit sich oder Ihren Kindern und führen Sie sofort eine richtige Selbstbehandlung durch. Die Haut ist nämlich nicht nur ein wichtiges Entgiftungsorgan unseres Körpers, sondern auch der natürliche Schutzmantel unseres Organismus. Hautverletzungen wie Riß-, Schürf- oder Platzwunden sollten deshalb niemals auf die leichte Schulter genommen werden. Denn sie beeinträchtigen die lebenswichtige Schutzschicht unseres Organismus und können Krankheitserregern den Weg in unseren Körper öffnen. Wie gefährlich auch kleine Hautverletzungen sind, zeigt sich meist sehr schnell, wenn plötzlich Entzündungen oder gar Vereiterungen an diesen Wunden entstanden sind. So weit sollten Sie es jedoch gar nicht erst kommen lassen, sondern sofort nach einer Hautverletzung mit einer richtigen Behandlung beginnen. Bei Schürfwunden ist es zunächst einmal wichtig, Staub, Schmutz und kleinere Steinchen aus der Wunde herauszuspülen. Am besten benutzen Sie dazu Alkohol oder wenigstens klares, sauberes Wasser. Kleinere Wunden versorgen Sie anschließend mit einem Pflaster, größere Wunden sollten Sie mit einer luftdurchlässigen Mullbinde abdecken. Achten Sie jedoch darauf, daß Sie stark nässende Wunden zuvor mit einem Papiertaschentuch schützen müssen, damit das Pflaster oder der Wundverband später nicht an der Wunde festkleben können.

Wichtig ist, daß Sie auch den Heilungsprozeß der Wunde kontrollieren. Bei allen Schürfwunden, die nicht komplikationslos verlaufen, müssen Sie immer damit rechnen, daß sich die Wunde trotz aller Vorsorgemaßnahmen infiziert hat. Hier müssen Sie nachträglich noch einmal für eine gründliche Wundreinigung sorgen. Dafür ist am besten ein sogenannter Prießnitz-Verband geeignet. Die Herstellung ist einfach: Machen Sie feuchte Umschläge mit abgekochtem Wasser und binden Sie wasserdichtes Material so darüber, daß der feuchte Stoff von allen Seiten gut abgedeckt ist. Der Verband sollte dann mit einer Binde fixiert werden. Tagsüber sollten Sie den Verband alle zwei Stunden wechseln. Nachts können Sie ihn ohne zu wechseln liegen lassen. Durch diesen Prießnitz-Verband wird über der Wunde eine feucht-warme Kammer gebildet, die den Schmutz aus der Wunde heraussaugt und damit den Heilungsprozeß beschleunigt.

Beschleunigen können Sie die Heilung auch noch mit zwei altbewährten Hausmitteln, nämlich dem Quarkwickel und dem Honigpflaster. Beide wirken nicht nur heilend auf die Wunde ein, sondern bringen gleichzeitig auch noch eine schnelle Schmerzlinderung mit sich. Während der Quarkwickel immer dann zu benutzen ist, wenn sich die Wunde entzündet hat und schmerzt, empfiehlt sich das Honigpflaster besonders dann, wenn die Wunde nicht heilen will und eventuell auch bakteriell infiziert wurde.

Für den Quarkwickel streichen Sie ganz einfach gekühlten Quark möglichst dick auf die Wunde auf und wickeln dann ein feuchtes Tuch herum. Diesen Umschlag können Sie anschließend noch mit einem trockenen Tuch befestigen. Sie werden danach schon sehr schnell merken, wie der gekühlte Quark die Schmerzen lindert und eine Entzündung aus dem Gewebe herauszieht. Bald wird dann die Haut wieder geschmeidig sein und die Wunde abheilen.

Auch die Herstellung des Honigpflasters ist denkbar einfach. Schneiden Sie sich dafür ganz einfach ein handelsübliches Wundpflaster entsprechend der Größe Ihrer Verletzung zurecht und geben Sie in der Größe der Wunde eine dicke Schicht Honig auf den Zellstoffbereich des Pflasters. Das Pflaster wird nun so auf die Wunde geklebt, daß der Honig die Verletzung ganz bedeckt. So kann er seine desinfizierende Wirkung voll entfalten und vorhandene Bakterien abtöten. Schon bald wird auch hier die Wunde zugeheilt sein. Sowohl das Honigpflaster wie auch den Quarkwickel sollten Sie übrigens alle drei Stunden erneuern.

Bei aller Selbstbehandlung können Sie natürlich niemals sicher sein, auch tatsächlich eine Infektion verhindert zu haben. Achten Sie also unbedingt darauf, ob nicht eventuell Ihre Lymphdrüsen — besonders die Lymphdrüsen der Leistengegend und in der Achselhöhle — anschwellen oder ob sich vielleicht sogar Fieber oder Schüttelfrost einstellen. In solchen Fällen besteht die Gefahr, daß Sie sich eine Blutvergiftung zugezogen haben. Es ist klar, daß hier sofort der Arzt aufgesucht werden muß, der diese Blutvergiftung mit entsprechenden Medikamenten schnell und wirkungsvoll behandeln kann.

Anders als bei einer Schürfwunde müssen Sie bei einer Riß- oder Platzwunde vorgehen. Da derartige Wunden normalerweise sehr stark bluten, dürfen Sie sie keinesfalls auswaschen. Damit würden Sie die Blutgerinnung behindern und somit den Blutstrom noch verstärken. Versuchen Sie aber auch nicht, kleinere Blutungen um jeden Preis zu stoppen. Gerade durch das Bluten der Wunde wird Schmutz an die Oberfläche gespült und die Verletzung von selbst gereinigt. Normalerweise hört die Blutung auch ohne Ihr Zutun wieder auf. Nur bei größeren Verletzungen sollten Sie zur Unterbindung der Blutung einen Druckverband anlegen. Bedecken Sie dazu die Wunde mit einem sterilen Mullstück und befestigen Sie dieses unter mehr oder weniger starkem Druck mit einer Mullbinde. Pressen Sie dabei die Wundränder gegeneinander, so daß sich die Wunde verschließen kann. Betrachten Sie

diese Maßnahme jedoch nur als erste Hilfe, denn bei größeren Riß- oder Platzwunden sollten Sie unbedingt den nächsten Arzt aufsuchen. Nur er kann Ihre Wunde in diesem Fall fachmännisch versorgen und eventuell sogar nähen.
Verzichten Sie aber möglichst auf die Einnahme von Antibiotika. Sie helfen zwar, eine eventuelle Infektion zu verhindern, können aber die Abwehrkräfte schwächen und die Darmflora nachhaltig schädigen. Besser sind auch hier Dragees oder Salben aus entzündungshemmenden proteolytischen Enzymen wie zum Beispiel Phlogenzym Dragees oder Wobenzym Salbe.

Gesund im Juni

22 Die Brennessel — zur Blutreinigung unentbehrlich

Die letzten Wochen des Frühlings brechen an, und bald schon steht der Sommer wieder vor der Tür. Wer daher bis jetzt noch keine Entschlackungskur gemacht hat, der sollte sich beeilen. Gerade durch eine Blutreinigungskur wird der Körper fit für den Sommer, können mal eben noch so ein paar Pfunde »weggeschmolzen« werden, so daß man in Badehose oder Bikini auch in der kommenden Badesaison wieder eine gute Figur macht. Unentbehrlich für eine solche Blutreinigungskur ist ein vielfach verschmähtes Unkraut, das aber dennoch eine hervorragende Heilwirkung besitzt: die Brennessel. Schon Plinius der Ältere, der berühmte römische Dichter und Naturforscher, bezeichnete die Brennessel als die am »meisten verhaßte aller Pflanzen«. Er vertrat schon damals kurz nach Christi Geburt das Vorurteil, das auch heute noch der Brennessel anhaftet. Trotzdem stand dieses Unkraut, das jedem Bauern das Leben schwer macht und auf jeder Wiese zu finden ist, selbst damals schon in hohem Ansehen. So schrieb bereits der griechische Naturphilosoph Phanias ein ganzes Buch über diese Heilpflanze und lobte sie in den höchsten Tönen. Im Laufe der Jahrhunderte folgten

weitere Loblieder auf die Brennessel. Bis heute ist ihr jedoch der Durchbruch in der Heilkunde noch immer nicht ganz gelungen.
Das ist um so verwunderlicher, als die Brennessel zu den besten Blutreinigungsmitteln gehört, die wir unter den Heilpflanzen überhaupt kennen. Erkrankungen der Harnwege können mit ihr ebensogut behandelt werden wie Wassersucht, Bildung von Nierensteinen, allgemeine Stuhlverstopfung, Blutarmut und mangelnde Widerstandsfähigkeit des Organismus. Darüber hinaus ist die Brennessel auch ganz besonders zur Blutbildung geeignet. So enthält sie zum Beispiel in großem Maß das Enzym Sekretin, das deutlich zur Vermehrung der roten Blutkörperchen beiträgt. Wissenschaftlich konnte außerdem belegt werden, daß Brennesselextrakte auch dazu geeignet sind, den Blutzuckerspiegel bei Diabetikern auf natürliche Weise zu senken.
In jüngerer Zeit hat sich die Brennessel einen ganz besonderen Namen gemacht. Manche Naturwissenschaftler behaupten nämlich, daß der frische Brennesselsaft ein wichtiges Vorbeugungs- bzw. Heilmittel gegen die Schäden ist, die uns allen durch die radioaktive Verseuchung der Luft drohen. Natürlich ist die Brennessel kein Allheilmittel gegen Strahlenschäden, aber durch die Einnahme des frischen Brennesselsaftes können nachweislich leukämieartige Erscheinungen im Blutbild gebessert werden. Und gerade die gefährliche Vermehrung der Leukozyten — der weißen Blutkörperchen — ist es ja, die dem Organismus nach Strahleneinfluß lebensbedrohend zu schaffen macht. Schon 3 bis 4 Gläschen frischer Brennesselsaft pro Tag sollen hier Besserung bringen.
Aber nicht nur bei so schwerwiegenden Krankheitsfällen, sondern auch ganz einfach für eine im Frühjahr fällige Blutreinigungskur ist die Brennessel hervorragend geeignet. Ihre Inhaltsstoffe sorgen sehr schnell dafür, daß die

Frühjahrsmüdigkeit verschwindet, Niedergeschlagenheit und allgemeine Schwäche erst gar nicht aufkommen, sondern von frischer Gesundheit und aktivem Tatendrang ersetzt werden.

Für die Frühjahrskur empfiehlt sich insbesondere Brennesseltee. Nehmen Sie dazu 2 Teelöffel der feingeschnittenen Brennessel und überbrühen Sie sie mit einer Tasse kochenden Wasser. Kurz ziehen lassen, dann abseihen. Trinken Sie 2 bis 3 Tassen pro Tag. Am besten pur oder allenfalls mit einer kleinen Honigbeigabe.

Sehr schmackhaft und gesund ist die Brennessel auch als »Brennesselspinat«. Bereiten Sie die Brennesselblätter wie Spinat zu. Wem der »Brennesselspinat« zu streng schmeckt, der kann natürlich auch echten Spinat dazugeben. Wohlschmeckend ist weiterhin Brennesselsalat (mit Zwiebeln angemacht) oder die Beigabe von Brennesselblättern oder -sprossen zu einem frischen, knackigen Frühlingssalat. Auch der alkoholische Auszug von Brennesselblättern hat sich in der Naturheilkunde bewährt. Diese Essenz hilft bei rheumatischen Erscheinungen, Gichtanfällen und Harnblasenkatarrh ebenso wie gegen Bettnässen, Milzschwellungen, chronische Durchfälle, hartnäckige Verstopfung, nesselartige Ausschläge auf der Haut und allgemeine Schwäche nach Infektionskrankheiten. Bei Magenbluten, Sodbrennen und anderen Magenbeschwerden hat sich auch der angesetzte Brennesselschnaps schon einen guten Namen gemacht. Natürlich sollte man mit alkoholischen Auszügen der Brennessel vorsichtig umgehen, denn man darf keinesfalls vergessen, daß Alkohol in größeren Mengen gesundheitschädlich ist.

Aber nicht nur innerlich, sondern auch äußerlich wird die Brennessel mit Erfolg eingesetzt. All denen, die chronisch mit Kopfschuppen zu tun haben, sei eine Brennesselabkochung zur Haarwäsche dringend empfohlen. Auch der Brennesselessig, der aus der Vermischung von kleinge-

schnittenen Brennesselwurzeln mit Weinessig hergestellt wird, ist ein hervorragendes Haarwuchsmittel und stoppt ebenfalls frühzeitigen Haarausfall und lästige Schuppenbildung.
Vielseitig ist also die Heilwirkung dieses häufig vorkommenden Unkrautes. Und was die Brennessel noch sympatischer macht, ist die ansonsten so verschmähte Tatsache, daß sie eben auf jeder Wiese wächst und sie sich jeder gesundheitsbewußte Mensch sozusagen »frei Haus« besorgen kann.

23 Bluthochdruck — im Sommer besonders gefährlich

Mit jedem Blatt, das wir auf dem Kalender abreißen, nähern wir uns unaufhaltsam dem Sommer. Für viele von uns sicherlich die schönste Zeit des Jahres. Für einen Großteil unserer Mitmenschen aber ist der Sommer auch eine gefährliche Jahreszeit, denn all diejenigen, die unter Bluthochdruck (Hypertonie) leiden, müssen bei extremer Temperatur um ihre Gesundheit bangen.
Besonders ältere oder korpulente Menschen sind gefährdet. An einem strahlend schönen Sonnentag mit hohen Temperaturen oder womöglich sogar mit drückender Schwüle und vielleicht noch Föhn, drohen ihnen nämlich der Schlaganfall oder der Herzinfarkt. Immerhin sterben jährlich fast 300 000 Menschen an den Folgen eines Bluthochdrucks.
Bluthochdruck gilt daher als der größte Risikofaktor von allen. Wird er nicht entdeckt oder bleibt er auf Jahre hinaus unbehandelt, schädigt er das Gefäßsystem erheblich. Nur eine Früherkennung der Hypertonie macht es möglich, die schweren Folgen dieser Krankheit zu vermeiden

und Maßnahmen einzuleiten, durch die die Blutgefäße entlastet werden.
Aus diesem Grund ist es insbesondere für gefährdete Personen wichtig, sich ihren Blutdruck täglich messen zu lassen. Und gefährdet ist jeder, der sich wenig bewegt, an Übergewicht leidet oder in dessen Familie schon Bluthochddruck bekannt ist. Bluthochdruck liegt immer dann vor, wenn die Blutdruckwerte höher als 150:90 liegen. Die alte Regel, daß der Blutdruck so hoch sein darf wie die Anzahl der Lebensjahre plus 100 ist schon längst überholt und hat wegen falscher Einschätzung der Sachlage schon oft zu ernsthaften Zwischenfällen geführt.
Das große Problem ist, daß zwei von drei Hochdruckkranken nichts von ihrem Zustand wissen, weil sie nämlich keinerlei Beschwerden verspüren. Im Gegenteil: Während sich ein Mensch mit niedrigem Blutdruck ständig müde, zerschlagen und konzentrationsschwach fühlt, steht ein Hochdruckkranker ständig »unter Dampf«, ist ausdauernd und unternehmungsfreudig. Nur regelmäßige Blutdruckkontrollen können also Aufschluß darüber bringen, ob die Leistungsfähigkeit eines Menschen normal ist oder durch zu hohen Blutdruck verursacht wird.
Selbstverständlich müssen Sie auch jederzeit auf die Warnzeichen des Bluthochdrucks achten. Jeder, der nämlich unter andauerndem Kopfdruck, unter Ohrensausen, Herzflattern oder Schlaflosigkeit leidet, ist schon ein möglicher Hochdruckpatient und sollte besonders wachsam sein, das heißt seinen Blutdruck regelmäßig kontrollieren lassen.
Was aber läßt sich gegen hohen Blutdruck tun? Natürlich gehört die Behandlung eines hohen Blutdrucks in die Hände eines Fachmanns. Insbesondere dann, wenn sich die Werte dem Gefahrenbereich von 200:150 nähern. Hier schwebt dann das Damoklesschwert des Schlaganfalls ständig über dem Haupt des Betroffenen.

Trotzdem kennt aber auch die Naturheilkunde eine Reihe von Möglichkeiten, den hohen Blutdruck erfolgreich zu behandeln. Diese Maßnahmen sollte Sie wenigsten unterstützend zu Ihrer Behandlung beim Arzt mit einsetzen.
Sehr hilfreich ist zum Beispiel ein warmes Armbad. Tauchen Sie dazu zunächst einmal den rechten Arm etwa 10 bis 20 Minuten in körperwarmes Wasser, trocknen Sie ihn anschließend gut ab und wickeln Sie ihn eine halbe Stunde in ein trockenes Tuch. Wird diese Anwendung gut vertragen, können Sie es demnächst mit beiden Armen versuchen. Ebenso wirksam sind auch warme bzw. ansteigende Fußbäder. Die warmen und temperaturansteigenden Bäder erweitern nämlich die Blutgefäße der Haut und wirken damit entlastend auf das Herz und das Gehirn.
An zwei Tagen in der Woche sollten Sie auch ein Bad mit Fichtennadelextrakt machen. Bleiben Sie 8 Minuten im etwa 36 Grad warmen Wasser liegen.
Alle vierzehn Tage sollten Sie einen Apfel-Reis-Fastentag einlegen. Damit scheiden Sie überschüssiges Kochsalz aus dem Körper aus und verhindern so, daß der Salzüberschuß im Körper den Blutdruck in die Höhe treibt.
Sparsamkeit mit Salz gilt natürlich auch für die übrige Ernährung. Trinken Sie ausschließlich natriumfreies Mineralwasser. Ernähren Sie sich streng kochsalzarm. Essen Sie wenig Fett und nur wenig Fleisch. Essen Sie statt dessen aber viel Rohkost und Steinobst, denn es ist kaliumhaltig und regt damit die Nierentätigkeit und Wasserausscheidung an. Auf Alkohol und Nikotin sollten Sie ganz verzichten.
Wichtig ist natürlich auch die Änderung der Lebensweise. Vermeiden Sie Streß, wo es nur geht, denn Streß treibt den Blutdruck in die Höhe. Dann versuchen Sie auch noch Ihren Streß abzubauen. Dabei hilft schon tiefes Luftholen und langsames Ausatmen, möglichst an frischer

Luft. Zur allgemeinen Entspannung sollten Sie auch Autogenes Training erlernen. Damit können Sie Ihre Nervosität hervorragend unter Kontrolle bringen und gefährliche Aufregungen schon im Keim ersticken. Empfehlenswert ist selbstverständlich auch regelmäßige sportliche Betätigung. 15 Minuten am Tag sollten Sie dabei Ihren Puls auf etwa 130 Schläge pro Minute bringen. Das sorgt nicht nur für den Abbau angesammelter und schädlicher Streßhormone, sondern verbessert auch die Sauerstoffaufnahme der Lungen und somit die Leistungsfähigkeit der Organe.
Sehr hilfreich ist auch die kurmäßige Einnahme von Magnesium. Es senkt die Blutdruck- und Blutfettwerte und hält so die Adern frei. Aus der Pflanzenheilkunde ist auch schon von alters her die blutdrucksenkende Wirkung der Mistel bekannt. Sie bekommen Mistelpräparate in allen Varianten in jeder Apotheke zu kaufen.
Sie sollten aber auch den Knoblauch nicht vergessen. Knoblauch ist nicht nur sehr wohlschmeckend, sondern auch hervorragend dazu geeignet, den Blutdruck zu senken, die Blutgefäße vor der gefürchteten Gefäßverkalkung zu schützen und die Gehirntätigkeit zu aktivieren.

24 So bleiben Sie im Urlaub gesund

Sommerzeit ist Urlaubszeit. In Kürze beginnen für die meisten von uns die schönsten Wochen des Jahres. Damit sie aber auch wirklich die schönsten Wochen werden, sollten Sie nicht unvorbereitet in den Urlaub fahren und einige wichtige Punkte beachten. So sollten Sie sich schon beim Packen Ihres Koffers nicht nur auf Ihre Urlaubsgarderobe konzentrieren, denn ebenso wichtig ist eine vernünftig zusammengestellte Reiseapotheke. Egal, ob Sie in den sonnigen Süden oder in den hohen Norden fahren werden, überall sind Sie von Krankheiten durch die ungewohnte Witterung und das fremde Essen bedroht. Nicht immer ist dann ein deutschsprachiger Arzt zur Stelle, dem Sie Ihre Beschwerden plausibel machen können. Fehldiagnosen und daraus resultierende falsche Behandlung können die Folge sein.

Wer reist, ist also in verstärktem Maße auf sich selbst und seine Eigeninitiative angewiesen. Darauf sollten Sie vorbereitet sein und Ihre Reiseapotheke entsprechend ausrüsten.

Nach Auskunft des ADAC gehören zu den häufigsten Krankheiten im Urlaub so banale Dinge wie Sonnenbrand oder Magen- und Darmerkrankungen, Störungen der inneren Organe wie Blasen-, Nieren- oder Eierstockentzündungen, Erkältungen und Mittelohrentzündungen. Aber auch Wirbelsäulen- und Gelenkschmerzen sollten nicht vergessen werden, denn schlechte Bettgestelle oder zu langes, unbequemes Sitzen auf der Reise haben schon so manchem Urlauber Rücken- und Muskelschmerzen beschert. Wer eine Fernreise geplant hat, sollte auch an Schlafstörungen denken. Der Zeitunterschied zwischen dem Wohn- und dem Urlaubsort bringt meistens Ihren Schlaf- Wachrhythmus so durcheinander, daß Sie in den ersten Urlaubsnächten kein Auge zumachen können. Das kann einem dann sehr schnell die Urlaubsfreude verderben. Verzichten Sie jedoch auch im Urlaub auf chemische Schlafmittel. Statt dessen sollte Ihre Reiseapotheke pflanzliche Beruhigungspillen oder Tropfen enthalten, die Ihnen das Einschlafen erleichtern. Ansonsten sollten Sie in Ihrer Reiseapotheke noch folgende Arzneimittel vorrätig haben:

- Sportsalbe mit kühlendem und Rheumasalbe mit wärmendem Effekt gegen Muskel-, Gelenk- und Wirbelsäulenschmerzen;

- ein gutes Sonnenmittel mit hohem Lichtschutzfaktor;
- ein Spezialgel gegen die Beschwerden bei einem bereits bestehenden Sonnenbrand;
- ein pflanzliches Abführmittel gegen Verstopfung;
- biologische Präparate zum Aufbau einer gestörten Darmflora bei Durchfällen;
- krampflösende Mittel gegen Magen- und Darmkrämpfe;
- entzündungshemmende Präparate gegen Unterleibs- und Blasenentzündung;
- homöopathische Mittel gegen Erkältungen und deren Begleiterscheinungen wie Husten und Schnupfen;
- Ohrentropfen gegen eventuell auftretende Ohrenschmerzen bzw. Ohrenentzündungen.

Sehr empfehlenswert ist ein »Allerweltsmittel«, das in keiner Haus- bzw. Reiseapotheke fehlen sollte: konzentriertes Pfefferminzöl. Mit diesem Pfefferminzöl, das auch als japanisches Heilpflanzenöl oder Chinaöl bekannt ist, können Sie nämlich eine Vielzahl von kleineren »Wehwehchen« erfolgreich und problemlos kurieren. So bringt das Auftragen des Pfefferminzöls bei Muskel- und Gelenkschmerzen und sogar bei Mückenstichen schnelle Linderung. Einige Tropfen auf die Zunge regen den Kreislauf an, desinfizieren den Hals- und Rachenraum und beugen Erkältungen vor. Unter die Nase gerieben, sorgt das Pfefferminzöl für eine schnelle Befreiung der Luftwege und bekämpft Bakterien. Auch innerlich ist das Pfefferminzöl gut zu verwenden. Ein paar Tropfen auf eine Tasse lauwarmes Wasser beruhigen einen überreizten Magen, verbessern Verdauungsstörungen und Völlegefühl und wirken allgemein belebend.

Denken Sie daran, wenn Sie sich am ersten Tag in die Sonne legen: Ein Sonnenbrand kommt schneller, als man glaubt, denn die sonnenentwöhnte Haut kann dem UV-Licht nur 15 Minuten ohne Schaden widerstehen. Der Lichtschutzfaktor Ihrer Sonnencreme sagt Ihnen dann, wie oft Sie diese 15 Minuten verlängern können. Ein Lichtschutzfaktor 8 bedeutet also, daß Sie sich 8 mal 15 Minuten dem UV-Licht unbeschadet aussetzen können. Das heißt aber nicht nur in der Sonne, sondern auch im Schatten. Auch dort nämlich wirken die UV-Strahlen auf Ihre Haut. Vergessen Sie außerdem nicht, sich nach dem Schwimmen abzuduschen, denn Salzwasser fördert den Sonnenbrand. Nach dem Duschen sollten Sie sich dann wieder gut eincremen und daran denken, daß Sie vorher schon in der Sonne waren. Die Gesamtzeit Ihres Sonnenschutzes wird nämlich durch erneutes Eincremen nicht verlängert!

Wenn Sie gebadet haben, sollten Sie auf jeden Fall Ihre nassen Badesachen gegen trockene auswechseln. Schon so manche Blasenentzündung ist durch das Anbehalten einer nassen Badehose entstanden. Wenn Sie verschwitzt sind, sollten Sie auf jeden Fall auch Zugluft meiden. Erwärmte und schweißnasse Haut kühlt viel schneller ab als trockene Haut und bringt Ihnen so nicht nur eine Erkältung, sondern unter Umständen auch sehr schmerzhafte Muskel- und Gelenkbeschwerden.

Hüten Sie sich vor eiskalten Getränken. Der Kälteschock beschert Ihnen nicht selten eine Halsentzündung oder auch eine Magen- oder Darmverstimmung. Schnell sind Bauchschmerzen oder Durchfall entstanden. Achten Sie ganz besonders in Ländern mit zweifelhafter Wasserqualität darauf, keine Eiswürfel zu verwenden. Es hat nämlich wenig Sinn, kein Wasser zu trinken, gleichzeitig aber die Cola mit Eiswürfel zu kühlen. Auch dieses Eis stammt schließlich von dem Wasser aus der Wasserleitung. Trinken Sie statt dessen lieber einen heißen Pfefferminztee, so wie es die Beduinen in der Wüste schon seit Generationen tun. Das ist nicht nur wesentlich bekömmlicher, sondern erfrischt auch ungemein.

Halten Sie sich beim Essen zurück. Ungewohnte Speisen

haben schnell ungewohnte Folgen. Das reicht von Durchfällen bis hin zu schweren Infektionen. Hat Sie erst einmal die »Rache Montezumas« erwischt, dann ist es mit der Urlaubsfreude für den Rest des Urlaubs schnell vorbei. Die stärksten Arzneimittel brauchen nämlich in solchen Fällen einige Tage, bis sie die Beschwerden wieder gebessert haben. Vernünftiger ist es also, sich genau anzusehen, was Sie essen. Vermeiden Sie fette Speisen, öltriefende Salate oder Pfannen- bzw. Grillgerichte. Bevorzugen Sie leichte Kost und mehrere kleine bzw. leichte gegenüber zwei oder drei großen, üppigen Mahlzeiten. Gehen Sie mit vollem Bauch weder in die Sonne noch ins Wasser. Hier hat schon bei manchem Urlauber der Kreislauf gestreikt und zu gefährlichen Schockreaktionen geführt.
Beim abendlichen Umtrunk sollten Sie auch im Urlaub zurückhaltend sein. Denken sie daran, daß zuviel Alkohol Ihnen nicht nur einen Kater bescheren kann, sondern auch eine Magen-Darm-Reizung. Auch der »harmlose« Wein hat es oftmals in sich, und ein Brummschädel ist keine gute Voraussetzung für den nächsten Urlaubstag.
Wenn Sie zu den sogenannten Wasserratten gehören und dabei auch noch gerne schnorcheln oder tauchen wollen, sollten Sie vor der Reise einmal Ihren Hals- Nasen- Ohren-Arzt aufsuchen. Lassen Sie sich von ihm bestätigen, daß Ihr Trommelfell in Ordnung ist und Sie keine chronische Entzündung oder gar ein perforiertes Trommelfell haben. Beim Tauchen könnten hier nämlich leicht Entzündungen entstehen oder gar Wasser in das Innere des Ohres eindringen. Das führt dann sehr schnell zu schmerzhaften Infektionen.
Wenn Sie sich dann nach Sonnenbädern oder Wasserspielen in Ihrem Badezimmer wieder frisch machen, denken Sie daran, daß Ihre strapazierte Haut der besonderen Pflege bedarf. Wählen Sie ausschließlich eine Waschlotion mit einem neutralen PH-Wert. Cremen Sie sich hinter-

her mit einer guten Feuchtigkeitscreme ein, um Ihre Haut weich und elastisch zu halten.
Wählen Sie für Ihre Garderobe ausschließlich Kleidung aus Naturfaser aus, da Kunstfaser häufig nicht nur zu Allergien und Hautreizungen führt, sondern auch das Schwitzen fördert. Dadurch kann Ihre empfindliche Haut jetzt nur noch weiter strapaziert werden.
Kurz: Etwas Umsicht und Überlegung sind die Grundbedingungen, um den Urlaub wirklich ungetrübt genießen zu können. Halten Sie sich daran, damit Sie wirklich gesund und erholt wieder nach Hause zurückkommen.

25 Insekten — Selbsthilfe kann Leben retten

Die Tage sind jetzt wieder warm, die Abende angenehm mild. So mancher nutzt jetzt die Gelegenheit und lädt ein zu einer Gartenparty, einem Weiherfest oder ganz einfach zum familiären Kaffeeklatsch am Kaffeetisch. Doch nicht nur geladene und erwünschte Gäste geben sich zu solchen Festivitäten ein Stelldichein. Landauf, landab sind jetzt auch wieder Bienen, Wespen, Hornissen und ihre kleineren Artgenossen wie Mücken oder Pferdebremsen gefürchtete und ungeladene Besucher, die sich gleich scharenweise über Marmelade, Honig und Kuchen hermachen oder sich auf Würste und Steaks stürzen.
In solchen Fällen heißt es nun zuerst einmal Ruhe bewahren. Glücklicherweise sind Bienen, Hornissen und Wespen friedliche Tiere und stechen nur, wenn sie sich bedroht fühlen. Machen Sie sie also nicht wild und schlagen Sie nicht nach ihnen. Schon so manche Gartengesellschaft mußte fluchtartig die Wiese verlassen und vor den wildgewordenen Wespen Schutz in der Wohnung suchen. Bleiben Sie also ruhig und machen Sie keine hasti-

gen Bewegungen. Achten Sie jetzt vor allen Dingen besonders sorgfältig darauf, was Sie essen oder trinken. Schon oft saß eine Biene oder Wespe unter der Gabel und gelangte dann bei dem nächsten Bissen mit in den Mund. Das kann lebensgefährliche Folgen haben, denn nach einem Stich in Zunge oder Gaumen können so große Schwellungen entstehen, daß die Atmung behindert wird und der Erstickungstod droht.

Was tun in einem solchen Fall? Am besten ist es, möglichst sofort den nächsten Arzt zu Hilfe zu rufen oder schnellstmöglich in seine Praxis zu fahren. Bis zum Eintreffen des Arztes können Sie sich durch Selbsthilfe vor einem allzuschnellen Anschwellen der Stichstelle im Hals schützen, zum Beispiel indem Sie mit Molke gurgeln. Haben Sie keine Molke im Haus, hilft konzentriertes Salzwasser. Geben Sie dazu zwei Teelöffel Salz auf 0,1 Liter Wasser. Mit dieser konzentrierten Lösung müssen Sie wiederholt gurgeln. Dadurch verringert sich das Anschwellen Ihrer Mundschleimhaut und damit auch die Erstickungsgefahr. Das Salzwasser sorgt unter anderem auch dafür, daß sich das Gift verteilt und zum Teil aus der Haut herausgesaugt wird.

Eine besondere Gefahr stellen Getränkedosen dar. Hier können Sie nicht sehen, ob sich eine Biene oder Wespe unbemerkt in Ihre Dose geschlichen hat, um vom köstlichen Naß zu naschen. Verzichten Sie also auf das geschirrsparende Trinken aus der Dose oder verwenden Sie grundsätzlich einen Trinkhalm. Das gilt ganz besonders für Kinder, bei denen schon ein einziger Wespenstich zum Tode führen kann.

In der Regel weniger gefährlich als Stiche in den Mund sind Stiche in die Haut. Gefahr droht hier im allgemeinen nur denen, die an einer Insekten-Allergie leiden. Bei ihnen allerdings können lebensgefährliche Schockreaktionen ausgelöst werden. Das reicht von deutlichen Vergiftungserscheinungen über Schwindelgefühl, Herzklopfen, Pulsbeschleunigung, Übelkeit, Erbrechen und bläuliches Anlaufen des Gesichts bis zu akuter Ohnmacht. Es sollte daher selbstverständlich sein, daß jeder, der an einer Insekten-Allergie leidet, im Sommer antihistaminhaltige oder sogar cortisonhaltige Tabletten mit sich führt. Bei hochgradigen Allergikern empfehlen sich Fertigspritzen mit Cortison, da damit eine sofortige und somit lebensrettende Hilfe möglich ist.

Aber auch wer nicht zu den Allergikern gehört, kann bei Insektenstichen unangenehme Erfahrungen machen. Auf jeden Fall sollte ein Stich sofort behandelt werden. Mit einer Pinzette muß zuallererst der in der Haut steckengebliebene Stachel entfernt werden. Dabei ist darauf zu achten, daß die am Stachel befindliche Giftblase nicht berührt wird, da sonst noch mehr Gift durch den Stachel in die Haut eindringt. Ist der Stachel entfernt, sollten sie das Gift auf jeden Fall aussaugen. Damit können Sie verhindern, daß das noch unter der Haut deponierte Gift sich im Körper weiter verteilt und größeren Schaden anrichtet.

Danach können Sie eine Reihe altbewährter Hausmittel einsetzen: Schnelle Hilfe bringen Umschläge mit Salmiakgeist und verdünnter Arnika-Tinktur. Selbst Kölnisch Wasser kann angenehm sein. Auch das in vielen Hausapotheken und Haushalten stets vorhandene japanische Heilpflanzenöl (Pfefferminzöl) wirkt sehr kühlend und damit schmerzlindernd. Darüber hinaus ist es auch noch ein gutes Desinfektionsmittel. In jedem Haushalt sind sicherlich auch Zwiebeln vorhanden. Halbieren Sie eine frische Zwiebel und legen Sie sie vorsichtig auf die Stichstelle auf.

Deutliche Schmerzlinderung bringt auch Efeu. Vielleicht haben Sie eine Efeupflanze im Garten. Und wenn Sie gerade im Wald sind, dann schauen Sie sich um. Oft wächst

Efeu an den Bäumen oder als Kriechpflanze über dem Boden. Nehmen Sie einige Efeublätter und zerquetschen Sie sie gut zwischen den Fingern. Reiben Sie damit die Stichstelle ein. Zerquetschte frische Blätter von Salbei, Thymian, Wermut, Lavendel, Johannisbeere oder Petersilie sind als schmerz- und schwellungshemmende Breiauflagen ebenfalls sehr wirksam.
Helfen können Sie sich auch mit Lehm-, Heilerde- oder Quarkumschlägen. Lassen sie diese zwei bis drei Stunden auf der Haut, bis der Brei trocken geworden ist. Tritt trotzdem Fieber auf, sollte Sie unbedingt halbstündlich kalte Wadenwickel machen.
Wie immer im Leben ist natürlich die Vorbeugung der beste Schutz. Vor Bienen- und Wespenstichen schützen Sie sich am besten, wenn Sie im Sommer auf das Barfußgehen im Garten verzichten, besonders im Bereich von Obstbäumen und reifen Früchten. Für Insekten sind Obstbäume nämlich ein beliebter Futterplatz, und sie haben es gar nicht gerne, wenn man sie bei ihrer Mahlzeit stört. Verzichten Sie ebenso auf duftende Kosmetika, wie zum Beispiel Parfüms oder Haarsprays. Auch lebhafte Kleiderfarben sind bei Bienen- und Wespengefahr fehl am Platz.
Schutz für die unbekleideten Hautpartien bilden auch schnell flüchtige ätherische Öle wie Senf-, Nelken-, Zimt- oder Eukalyptusöl. Abschreckend auf Insekten und ganz besonders auf Mücken wirkt der Duft von Vitamin B_1 und B_{12}. Tabletten mit diesen Vitaminen erhalten Sie in der Apotheke. Richten Sie sich aber bei der Dosierung genau nach den Angaben auf dem Beipackzettel, damit Sie sich durch Überdosierung keine Nebenwirkungen einhandeln.

26 Löwenzahn — ein Unkraut, das heilt

Bei Gärtnern und Bauern ist er gleichermaßen unbeliebt, denn es gibt keine Wiese, auf der er nicht wächst: der Löwenzahn (Taraxacum officinale), der auch Ketten- oder Butterblumenblatt genannt wird. Es gibt wohl kaum jemanden, der diese Pflanze nicht kennt, die mit ihren leuchtend gelben Blüten jeder grünen Wiese schöne Farbtupfer aufsetzt. Nicht nur Kindern macht es Riesenspaß, die »Fallschirme« der reifen Löwenzahnblüte, die nun zur »Pusteblume« geworden ist, in den Wind zu blasen.

Nur Gärtnern gefällt dieser Zeitvertreib wenig, denn mit seinen langen, festen Wurzeln ist der Löwenzahn kaum von den Wiesen zu vertreiben und wuchert ständig als »Unkraut« weiter. Doch diese Bezeichnung hat er wahrlich nicht verdient. Der Löwenzahn ist eine hervorragende Heilpflanze, deren Wirkstoffe — wie Saponine, Bitter- und Schleimstoffe, Vitamine, Enzyme, Spurenelemente, ätherische Öle, Cholin, Stärke und Fett — als bewährtes Heilmittel gegen Leber- und Gallenleiden, Blasenbeschwerden, Gicht und andere Stoffwechselstörungen einzusetzen sind. Aber auch bei Erkrankungen der Wirbelsäule, bei Rheumatismus, Gelenkabnutzungen, Appetitlosigkeit und sogar bei Geschwüren ist Löwenzahn eine der wirksamsten Heilpflanzen aus der natürlichen Hausapotheke. Wegen seiner Schmackhaftigkeit kann Löwenzahn dabei nicht nur als Tropfen oder Tee eingenommen werden, sondern er ergibt auch ein köstliches Gemüse oder Salat. Ebenso wie die Brennessel hat er sich zu einer regelmäßigen Blutreinigungskur bestens bewährt und so manchen müden und ausgebrannten Zeitgenossen wieder auf die Beine geholfen.

Jetzt ist wieder die beste Zeit, sich der guten Wirkung dieser Heilpflanze zu erinnern, sie zu sammeln und dem Körper damit Gutes zu tun. Zu den heilkräftigen Pflanzentei-

len des Löwenzahn gehören nicht nur die Wurzeln oder die Blüte zu ihrer Blütezeit, sondern vor allem auch die typischen gezackten, sägeförmigen Blätter. Vor der Blüte schmecken sie besonders gut, also dann, wenn sie ganz jung gepflückt werden. Ältere Blätter werden etwas bitter, können aber trotzdem noch genossen werden, wenn man sie vor dem Zubereiten in lauwarmem Salzwasser ziehen läßt oder als Salat mit hartgekochten Eiern vermengt. Diese beiden Methoden nehmen nämlich dann dem Löwenzahn den bitteren Geschmack, ohne jedoch die Heilwirkung zu beeinflussen. Mit einigen Eßlöffeln Olivenöl, Weinessig, einigen Tropfen Honig, etwas kleingehacktem Kerbel und Knoblauch und 1 bis 2 Prisen Pfeffer hat man dann rasch aus dem Wiesenunkraut einen köstlichen Salat zubereitet. Bei der Ernte zur Hauptsaison des Löwenzahn bietet sich auch der frischgepreßte Saft für eine Blutreiningungskur an. Davon sollten Sie täglich 2 bis 3 Eßlöffel über 3 bis 4 Wochen einnehmen.
Für Herbst und Winter empfiehlt es sich, einen Vorrat von Löwenzahn-Blütenblättern und kleingeschnittenen Wurzeln zu trocknen. In den grauen Jahreszeiten läßt sich dann daraus ein blutreinigender und gesundheitsfördernder Tee zubereiten. Pro Tasse werden dazu 1 bis 2 Teelöffel der Blütenblätter und Wurzeln mit kochendem Wasser übergossen, ziehen gelassen, abgeseiht und dann mit etwas Honig gesüßt. Honig verbessert nicht nur den Geschmack, sondern verstärkt auch die heilende Wirkung. Täglich 2 bis 3 Tassen davon werden Ihnen helfen, besser über den Winter zu kommen.

Gesund im Juli

27 Der Fußpilz — ein unerwünschter Sommergast

Sommerzeit ist Badezeit, doch überfüllte Schwimmbäder bergen heimliche Gefahren. Der Fußpilz lauert überall. An feuchten, hölzernen Fußrosten in der Umkleidekabine wartet er ebenso auf seine Opfer wie auf Kunststoffmatten oder Bodenfliesen.

Fußpilze sind — wie die überhaupt immer mehr zunehmenden Pilzkrankheiten — die Parasiten unserer Zivilisation. Insbesondere die Hautpilze, zu denen auch der Fußpilz gehört, brauchen zum Überleben einen gewissen Komfort. Der reine Kontakt mit der Haut reicht ihnen nicht. Es muß außerdem auch noch schön warm und feucht sein. Diese Idealbedingung findet der Hautpilz gerade in der Sommerzeit natürlich gleich millionenfach. Feuchte Holz- oder Kunststoffböden sind dafür ein ebenso guter Nährboden wie die Haut zwischen den Fußzehen, die durch luftundurchlässige Perlonstrümpfe oder Kunststoffschuhwerk nicht mehr richtig atmen kann. Hier kann ein Fußpilz gut gedeihen und vermehrt sich überaus schnell. Schon bald macht er sich bemerkbar, denn die obersten Hautschichten beginnen sich abzulösen und fallen in feinen Schuppen ab. Die erkrankte Haut beginnt zu jucken und verfärbt sich auch häufig.

Obwohl diese Krankheit allein nicht gefährlich ist, kann sie unangenehme Folgen haben. Der Juckreiz verführt natürlich zu verstärktem Kratzen. Nicht immer werden danach die Hände gleich wieder gründlich gewaschen, sondern man führt seine normale Tätigkeit fort. Dabei passiert es dann schon, daß die Finger unbeabsichtigt in den Mund gelangen oder auch mit anderen Körperteilen in Kontakt kommen. Auf diese Weise ist schon mancher Hautpilz über den Verdauungstrakt in den Darm gelangt oder hat sich — was besonders bei Frauen der Fall ist — an den Geschlechtsteilen festgesetzt.

Oberste Devise ist also: Vermeiden Sie das Kratzen und lassen Sie Ihren Fußpilz beim Hautarzt gezielt untersuchen. Denn Pilz ist nicht gleich Pilz. Es gibt hunderte von verschiedenen Arten. Nur durch eine genaue Untersuchung, eine sogenannte Pilzkultur, kann der Hautarzt feststellen, um welchen Pilz es sich handelt und mit welchem der vielen zur Verfügung stehenden Medikamente man ihm zu Leibe rücken kann. Jedes Medikament — egal ob es sich um einen Puder, eine Salbe, eine Tinktur oder eine Tablette handelt — muß dann langfristig angewendet werden, denn ansonsten überlebt der Pilz.

Doch mitunter hilft auch eine noch so intensive Therapie nicht, der Pilz ist nicht totzukriegen. In solchen Fällen hat sich dann die Begasung der erkrankten Füße mit Ozon-Sauerstoff sehr gut bewährt. Ozon ist ein hochwirksames Pilz- und Bakteriengift, sofern es äußerlich auf die Haut einwirken kann. Der Fuß wird dazu in einen Plastikbeutel gesteckt, der mit Ozon gefüllt wird. Das Ozon-Gas muß dann jeweils 20 Minuten auf die Haut einwirken. Die Behandlung hat keinerlei Nebenwirkungen und führt in der Regel nach zehnmaliger Wiederholung zum gewünschten Erfolg. Aber natürlich gilt auch beim Fußpilz, daß Vorbeugen besser als Heilen ist. Hier ein paar Tips, wie Sie pilzfrei über den Sommer kommen:

- Verwenden Sie nur Strümpfe aus atmungsaktiver Naturfaser;
- sorgen Sie dafür, daß Ihre Füße immer trocken sind;
- notfalls bestreuen Sie die Strümpfe und die Füße mit Puder;
- tragen Sie keine Schuhe aus Kunststoffen;
- benutzen Sie in Schwimmbädern Ihre eigenen Badeschuhe, die Sie natürlich immer pflegen und nach Gebrauch trocken halten sollten.

Wer jedoch den Hautkontakt mit feuchten Fußmatten oder Lattenrosten in Wasch- oder Duschräumen nicht vermeiden kann, sollte auf jeden Fall die Desinfektionsanlagen benutzen, die in modernen Bädern überall vorhanden sind. Andernfalls besorgen Sie sich zur Vorbeugung doch ein entsprechendes Anti-Pilz-Hautspray in Ihrer Apotheke.

28 Sommerdurchfall — Schutz vor dem unerwünschten Reisebegleiter

Jeder, der viel verreist, hat schon einmal die Bekanntschft mit diesem unerwünschten Reisebegleiter gemacht: Gemeint ist der Reise- oder Sommerdurchfall. Insbesondere wer gerne in warme, südliche Länder reist, bleibt kaum von der »Montezumas Rache« verschont. Natürlich ist vielfach das schlechte, für unsere Verdauungsorgane meist unverträgliche »Trinkwasser« in südlichen Ländern an einer Magen- und Darminfektion schuld. Doch die einfache Regel, kein Leitungswasser zu trinken, schützt nur selten vor Durchfall. Nur wer streng darauf achtet, bei seiner Ernährung auch auf all das zu verzichten, was eventuell mit Leitungswasser in Berührung gekommen ist, hat eine Chance, gesund zu bleiben. Vermeiden Sie also Sala-

te, essen Sie kein Speiseeis, verzichten Sie auf Obst, das Sie nicht schälen können, und trinken Sie auch keinesfalls Getränke, die mit Eiswürfeln gekühlt sind. Selbst in Hotels, die stolz darauf hinweisen, eine eigene Anlage zur Wasserdesinfektion zu haben, ist das Risiko einer Infektion durch Leitungswasser noch zu groß, als daß man die vorstehenden Ratschläge unbeherzigt lassen könnte. Was nämlich nach südlicher Auffassung gut desinfiziertes und bestes Trinkwasser ist, entspricht noch lange nicht dem Wasser, das unser Verdauungstrakt gewohnt ist.
Natürlich aber nützt die beste Vorsicht bezüglich des Trinkwassers nichts, wenn Sie selbst keine Vernunft walten lassen. Wer bei größter Hitze seinen Durst mit eiskalten Getränken löscht oder es sich bei fliegenden Händlern mit vielfach lecker duftenden, aber doch sonst sehr fragwürdigen Fleischspießchen oder gar hackfleischhaltigen Speisen wie Hamburger oder Cevapcici schmecken läßt, der darf sich nicht wundern, wenn es bald oben und unten zur Entleerung drängt...
Eiskalte Getränke sind für einen überhitzten Organismus ein gefährlicher Schock, der den gesamten Verdauungsapparat durcheinander bringen kann. Bauchkrämpfe und Durchfälle sind die Folge. Hier helfen dann nur noch Fasten, feuchtwarme Leibwickel und krampflösende Tees aus Kamille oder Pfefferminz.
Anders ist es, wenn Sie sich eine Fleischvergiftung durch verdorbene Speisen zugezogen haben. Besonders bei Fleisch und Hackfleisch sollten Sie äußerste Vorsicht walten lassen. Achten Sie darauf, wo und was Sie essen, denn eine Lebensmittelvergiftung ist wohl das Unangenehmste, was Ihnen im Urlaub passieren kann. Tagelange Übelkeit, Fieber, ständiges Erbrechen und krampfartige Durchfälle machen die beste Erholung zunichte. Auch in solchen Fällen sollten Sie zunächst einmal fasten. Essen Sie allenfalls etwas Weißbrot oder Zwieback und trinken

Sie lauwarmen Tee. Auch warme Cola-Getränke oder Bier beruhigen die Magenschleimhäute und wirken entkrampfend. Da nicht überall ein Arzt in der Nähe ist, sollten Sie sich schon zu Hause mit durchfallhemmenden Medikamenten eindecken. Empfehlenswert sind hier Präparate, die neben Aktivkohle Kamille und vielleicht auch noch Milchsäure bildende Substanzen und Kolibakterien enthalten.

Bei mir selbst und meinen Patienten hat sich schon seit Jahren ein spezielles homöopathisches Heilmittel gegen alle Arten von Durchfällen und Magen- und Darmvergiftungen bewährt, das viel zuwenig bekannt ist: Okoubaka Aubrevillei. Hergestellt wird Okoubaka aus der Rinde und dem Holz des westafrikanischen Urwaldbaumes Okoubaka Aubrevillei. Die Einheimischen verwenden die pulverisierte Rinde und das pulverisierte Holz dieses Baumes teelöffelweise gegen alle Arten von Vergiftungen. Die homöopathische Okoubaka-Tinktur können Sie in jeder Apotheke kaufen. Sie sollten davon schon vor Beginn der Reise dreimal täglich etwa 25 Tropfen einnehmen. Während des Urlaubs ist es ratsam, diese Dosis noch auf dreimal täglich 30 bis 40 Tropfen zu steigern. Bei den ersten Anzeichen einer Magen- und Darmstörung sind stündlich bis zu 80 oder gar 100 Tropfen einzunehmen.

So weit ein paar Tips zu Medikamenten, die Sie schon vorsorglich in Ihre Reiseapotheke packen sollten. Aber auch einige altbewährte Hausmittel können dazu verhelfen, Ihren Durchfall schneller wieder loszuwerden. Hilfreich ist zum Beispiel Karottenmus. Kochen Sie 500 Gramm Karotten in einem Liter Wasser gar, passieren Sie sie dann durch ein Sieb und essen Sie das Mus löffelweise im Verlauf von 24 Stunden auf. Ebenso hilfreich sind auch Bananen. Im akuten Durchfallstadium sollten Sie 1 Kilogramm Bananen fein pürieren und über den Tag verteilt essen.

Neben dem schon erwähnten schwarzen Tee hilft auch Fencheltee, Kamillentee, Tee aus Eichenrinde, Johanniskraut oder Heidelbeerfrüchten. Sie können diesen Tees immer eine gute Prise Salz dazugeben, um den Salzverlust, der durch Erbrechen und Durchfälle entstanden ist, wieder auszugleichen. Wenn die stärksten Beschwerden langsam abklingen, sollten Sie dazu übergehen, Gemüsebrühe zu trinken oder Reisbrei bzw. Haferschleim zu essen. Der Schleim schützt die Schleimhäute des Magen-Darm-Traktes vor weiteren bakteriellen Angriffen und die Gemüsebrühe wird Sie schnell wieder zu Kräften bringen.

29 So bleiben Sie bei Hitze cool

Jetzt stehen sie uns wieder bevor, die hoffentlich heißesten Wochen des Jahres. Von Ende Juli bis Ende August hat der Hochsommer Saison, und mit etwas Glück wird es endlich mollig warm. Für viele sind diese Hundstage die schönste Zeit des Jahres, weil Sie in der sommerlichen Hitze endlich Ihre »Batterien« wieder aufladen können. Aber nicht jedem bringt dieses Wetter die reinste Freude. Manchem von uns ist sie sogar die reinste Qual, besonders wenn Herz und Kreislauf nicht in Ordnung sind. Um trotzdem gesund durch den Sommer zu kommen, sollten Sie daher einige bewährte Ratschläge beherzigen:

- Vermeiden Sie zuerst einmal Streß und lassen Sie alles langsamer angehen. Denken Sie an die Mentalität der Südländer und versuchen Sie sie zu imitieren. Wenn es Ihnen Ihr Beruf ermöglicht, stehen Sie morgens früher auf und halten Sie mittags eine Siesta. Dadurch können Sie der Mittagshitze entfliehen, sich erfrischen, entspannen und regenerieren. Notfalls können Sie ja abends etwas länger arbeiten. Dann ist es kühler, und die Arbeit fällt nicht mehr so schwer.

• Achten Sie jetzt ganz besonders auf natürliche Bekleidung. Meiden Sie alle Kunstfasern, die nicht atmungsaktiv sind, die die Schweißverdunstung stören und damit die natürliche Abkühlung des Körpers behindern. Bevorzugen Sie also Naturfasern wie Baumwolle, Leinen oder Seide. Gerade Seide hat einen ungeheuer kühlenden Effekt. Wählen Sie weite und legere Kleidung aus, nicht nur weil sie jetzt modern ist, sondern weil sie auch kühlenden Wind an Ihren Körper läßt.

• Wenn Sie schon einmal in Marokko oder anderen afrikanischen Ländern waren, haben Sie sicherlich die kühlende Wirkung eines Tees aus Pfefferminze bereits schätzen gelernt. Machen Sie es also den Wüstensöhnen nach, überbrühen Sie frische Minze mit kochendem Wasser und geben Sie etwas Honig dazu. 2 bis 3 Tassen am Tag helfen Ihnen, frisch zu bleiben.

• Vermeiden Sie dagegen eisgekühlte Getränke. Diese köstliche Erfrischung ist nicht nur von viel zu kurzer Dauer, sondern kann Ihnen auch unangenehme Darmbeschwerden bescheren. Wenn Sie Minze nicht mögen, dann bevorzugen Sie lieber einen Tee aus frischgepflücktem Klee. Geben Sie eine Handvoll davon auf einen Liter kochendes Wasser, lassen sie es 3 Minuten ziehen, seihen Sie es ab und trinken Sie den Tee dann schluckweise langsam und in aller Ruhe. Auch andere Tees können Ihnen helfen. So zum Beispiel Baldrian-, Hopfen- oder Melissentee, die eine sehr stark beruhigende Wirkung haben und die durch die Sonne überreizten Gemüter besänftigen helfen.

• Kreislaufstörungen wie Schwindelgefühle oder Schwächeanfälle sind in der Sommerzeit nicht selten. Halten Sie deshalb in Ihrer Tasche immer ein Fläschchen japanisches

Heilpflanzenöl bereit. Wenn Ihnen »schwummerig« wird, reiben Sie einige Tropfen davon in Schläfe und Nacken ein, tupfen Sie etwas unter die Nase und geben Sie etwas davon unter die Zunge. Das macht die Atmung frei, erfrischt den Kopf und verhindert ein Absacken des Kreislaufs. Schnell fühlen Sie sich wieder frisch.

• Natürlich wird gerade im Sommer die Körperpflege groß geschrieben. Duschen Sie morgens jedoch nicht eiskalt, denn das heizt die Körpertemperatur nur wieder an und führt zu verstärktem Schwitzen. Am besten ist hier eine lauwarme Dusche. Auch am Abend vor dem Schlafengehen ist lauwarmes Wasser ideal. Es erfrischt, regt aber doch nicht so an, daß Sie nicht mehr schlafen können. Wenn Sie tagsüber einmal eine angenehme Erfrischung brauchen, lassen Sie kaltes Wasser über Ihre Handgelenke laufen oder machen Sie ein kaltes Unterarmbad.

• Nicht zuletzt sollten Sie auch daran denken: Ein Hitzschlag kommt schneller als man denkt. Tragen Sie daher stets eine Kopfbedeckung. Bleiben Sie nicht zu lange in der prallen Sonne und genießen Sie die Hundstage lieber im kühlen Schatten.

30 So trinken Sie richtig

Gerade in der heißen Jahreszeit verliert unser Körper durch Schwitzen sehr viel Flüssigkeit. Um so wichtiger ist es daher, die durch Verdunstung verlorene Flüssigkeit wieder »nachzufüllen«. Schließlich ist es eine altbekannte Tatsache, daß wir zwar wochenlang aushalten können, ohne zu essen, aber nur wenige Tage, ohne zu trinken. Flüssigkeit ist für unseren Körper durch nichts zu ersetzen. Trotzdem kann ich in meiner Praxis immer wieder beobachten, wie wenig die Patienten darauf achten, ausreichend Flüssigkeit zu sich zu nehmen, und welche Fehler bei der Auswahl der Getränke gemacht werden. Besonders bei alten Menschen läßt das Trinkbedürfnis deutlich nach. Diese Patienten verspüren kaum noch Durst und nehmen nicht selten weniger als einen Liter Flüssigkeit pro Tag zu sich. Das aber ist grundfalsch. Denn egal, ob jung oder alt, der menschliche Körper braucht ungefähr 2,5 bis 3 Liter Flüssigkeit pro Tag.

Nur durch eine ausreichende Flüssigkeitsaufnahme wird gewährleistet, daß die Giftstoffe, die wir im Laufe des Tages zu uns nehmen, auch in hinreichendem Maße wieder ausgeschwemmt werden können, sich also nicht in den Körperzellen ablagern und damit zu Krankheiten führen. Gerade bei Patienten, die ohnehin schon an Stoffwechselkrankheiten wie Rheuma, Hauterkrankungen usw. leiden, ist das Durchspülen der Körperzellen von besonderer Wichtigkeit. Haben sich die Giftstoffe erst einmal im Körper abgelagert, trocknet das Bindegewebe allmählich aus und verschlackt. Damit können dann auch die körpereigenen Abwehrkräfte nicht mehr ihre volle Funktion erfüllen, und der Mensch wird krank. Hinzu kommt, daß bei ungenügender Flüssigkeitszufuhr auch der Stuhlgang leidet. Der Speisebrei wird dann im Darm nicht ausreichend verdünnt, so daß sich Reste davon in den Schleimhautfalten der Darmwand festsetzen. Verstopfung ist schließlich die Folge davon. Damit wird die Entgiftung des Körpers dann noch weiter gestört.

Vielfach bekomme ich von meinen Patienten auch zu hören, daß sie viel schwitzen und deswegen weniger trinken. Diese Überlegung ist natürlich falsch und gerade im Sommer sehr gefährlich. Gerade wer viel schwitzt, muß auch viel trinken. In solchen Fällen ist dann lediglich darauf zu achten, daß Mineralwässer mit einem höheren Salzgehalt getrunken werden sollten. So wird gesichert,

daß der durch das starke Schwitzen erfolgte Kochsalzverlust wieder ausgeglichen wird.
Ansonsten sollte jeder darauf achten, möglichst natriumarmes Mineralwasser zu verwenden. Natrium bindet nämlich das Wasser im Körper und bremst damit die Wasserausscheidung.
Sie sehen also, daß es beim vielen Trinken auch wichtig ist, darauf zu achten, was man trinkt. Selbstverständlich sind die vorgeschlagenen Flüssigkeitsmengen von 2,5 bis 3 Liter nicht durch alkoholhaltige Getränke wie Bier oder Wein zu erbringen. Jedem dürfte wohl klar sein, daß Alkohol in größeren Mengen ein Gift darstellt. Besonders beim Wein ist darüber hinaus auch daran zu denken, daß Wein die Harnsäure erhöht und so rheumatischen Krankheiten, wie zum Beispiel der Gicht, Vorschub geleistet wird. Das gleiche gilt auch für Kaffee, der nicht nur wegen seines hohen Koffeingehaltes und seiner Gerbstoffe ein schädliches Getränk ist, sondern dem Körper auch noch mehr Wasser entzieht, als Sie ihm damit zuführen. Teefreunden sei gesagt, daß auch schwarzer Tee durchaus nicht gesünder ist als Kaffee.
Auch die besonders bei Kindern so beliebten Limonaden oder Cola-Getränke gehören zu den überaus schädlichen »Drinks«. Sie enthalten nämlich mengenweise schädlichen Industriezucker, so daß Sie damit nicht nur unnötige Kalorien zu sich nehmen, sondern auch noch Ihre körpereigenen Abwehrkräfte schädigen. Zucker gilt als einer der stärksten »Vitaminkiller« und zerstört auf diesem Wege allmählich auch die Widerstandsfähigkeit Ihres Organismus.
Welche Getränke sind also empfehlenswert? Vor allen Dingen bleiben natriumarme Mineralwasser empfehlenswert. Wer davon viel trinken will, muß allerdings darauf achten, kohlensäurefreie Mineralwasser zu verwenden, da sonst ein unangenehmes Völlegefühl auftreten kann. Darüber hinaus ist kohlensäurefreies Mineralwasser auch

hervorragend zum Kochen von Tees oder Suppen geeignet. Bei Tees empfehlen sich vor allen Dingen natürlich Kräuter- oder Früchtetees. Auch ungezuckerte Frucht- und Gemüsesäfte dürfen durchaus getrunken werden. Achten Sie aber unbedingt darauf, daß die Frucht- und Gemüsegetränke wirklich keinen Zucker enthalten. Wenn Sie diese Säfte also nicht in Naturkostläden kaufen können, sollten Sie sich schon die Mühe machen, die Säfte zu prüfen und die Inhaltsstoffe zu kontrollieren.
Für alle Gartenfreunde ist es natürlich empfehlenswert, keine fertigen Säfte zu kaufen, sondern sich die Säfte aus Äpfeln, Birnen, Holunder, Heidelbeeren, Rhabarber usw. selbst zu pressen. Achten Sie aber darauf, auch von den Fruchtsäften keine übergroßen Mengen zu trinken. Bei darmempfindlichen Patienten kann es dabei nämlich zu Gärungsprozessen kommen, die nicht besonders angenehm sind.
Gerade Gemüsesäfte sind besonders gesund, sie enthalten in großen Mengen Vitamine, Vitalstoffe und die nötigen Mineralsalze. Versuchen Sie auch ruhig einmal aus Kräutern frische Säfte herzustellen, sie schmecken besonders delikat. Selbstverständlich lassen sich auch eine Vielzahl von Kräutern vorzüglich für Tees verwenden. Am besten ist es natürlich, wenn Sie die Kräuter selbst anbauen können. Kräuter aus Großanbau sind nämlich heute oftmals chemisch gedüngt und enthalten damit Giftstoffe, die zu unerwünschten Nebenwirkungen führen können. Achten Sie auch darauf, Kräutertees ständig zu wechseln. Wenn Sie nämlich immer nur eine bestimmte Teesorte trinken, kann selbst der gesündeste Tee irgendwann einmal schädlich werden. Auch bei unseren Heilkräutern gilt nämlich die alte Regel: Erst die Dosis macht das Gift.

Gesund im August

31 Endlich Sonne — doch Vorsicht ist angeraten!

Endlich wieder Sommer, endlich wieder Sonne! Millionen Menschen freuen sich darauf, daß Sie nun Ihre warme Kleidung in den Schrank hängen können und sich mehr oder weniger nahtlos bräunen lassen dürfen. Doch die immer häufiger in der Presse und im Fernsehen auftauchenden Schreckensmeldungen vom »Ozon-Loch« haben so manchen verunsichert. »Wieviel Sonne kann ich vertragen, wie groß ist die Gefahr, Hautkrebs zu bekommen?« ist die immer wieder gestellte Frage.

So ohne weiteres läßt sich diese Frage aber überhaupt nicht beantworten. Es kommt schließlich darauf an, in welchen Breiten und in welcher Höhe man sich bewegt. Das »Ozon-Loch« hat sicherlich dazu beigetragen, daß die Sonnenstrahlen nun noch mehr hautschädigendes UV-Licht enthalten. Aber grundsätzlich geändert hat sich nichts. Die Vorsorgemaßnahmen, die jeder treffen sollte, der sich der Sonne aussetzt, sind nach wie vor die gleichen geblieben. Sie sollten lediglich etwas sorgsamer als vorher beachtet werden.

In unseren Breiten reicht der normale Hautschutz etwa 15 Minuten aus, um unbeschadet einer direkten Sonnenbestrahlung standzuhalten. Wer jedoch in südlichere Ge-

filde fährt oder hohe Berge erklimmt, muß sich darüber im klaren sein, daß hier die Strahlungsintensität der Sonne wesentlich größer ist. Hier sollte mit der Sonnenbestrahlung dann ganz besonders vorsichtig begonnen werden. Anfangs nur im Halbschatten, später dann vielleicht 5 Minuten in der direkten Sonne, dann die Dauer allmählich steigern. Man sollte immer darauf achten, welche Reaktionen sich nach einem Sonnenbad einstellen. Wenn es zu Erregungszuständen oder Schlafstörungen kommt, war die Sonnenbestrahlung zu intensiv. In den folgenden Tagen sollte dann auf ein Sonnenbad verzichtet werden. Auch Schwindelgefühle oder Übelkeit zeugen von einer zu intensiven Bestrahlung. Sie sind nicht selten die ersten Vorstufen eines »Sonnenstichs«. In solchen Fällen sollte unbedingt in den nächsten Tagen die Sonne gemieden werden, mitunter ist sogar Bettruhe oder Kühlung des Kopfes notwendig. Denken Sie generell daran, daß das beliebte Brutzeln in der Sonne für den Körper keinesfalls gesund ist. Es schadet nicht nur dem Kreislauf, sondern auch der Haut. Viel besser ist es, sich in der Sonne und an der frischen Luft zu bewegen. Dadurch werden Sie rundum nicht nur gleichmäßig braun, sondern Sie tun auch Ihrer Gesundheit etwas Gutes. Vergessen Sie aber nicht, zwischendurch immer wieder zu duschen oder zu baden, damit die Haut von den durch den Schweiß ausgeschiedenen Schlackstoffen gereinigt wird. Darüber hinaus bräunt gekühlte Haut auch besser als warme Haut, so daß Sie davon einen zweifachen Nutzen haben.
Viel wichtiger aber ist sicherlich, daß Sie mit Sonne und Bewegung einem Herzinfarkt gleich doppelt vorbeugen können. Die Bewegung sorgt dafür, daß durch die vermehrte Atmung das Herz mit mehr Sauerstoff versorgt wird, der Herzmuskel trainiert und auch besser durchblutet wird. Gleichzeitig sorgt aber die Sonnenbestrahlung dafür, daß in der Haut vermehrt Vitamin D gebildet wird.

Das »Sonnenvitamin D« stärkt nicht nur die Knochen und verbessert die körpereigene Abwehrkraft, sondern es wirkt nach neuesten Forschungsergebnissen auch kräftigend auf das Herz. Das erklärt auch, warum in Zeiten geringerer Sonnenbestrahlung — zum Beispiel im Herbst und Winter — sich die Herzinfarkte wieder mehren. Durch die geringere Vitamin-D-Bildung ist in diesen Monaten auch die Herzkräftigung geringer, so daß unser Herz anfälliger für Krankheiten wird. Das bedeutet nun aber nicht, daß Sie sich im Sommer unbegrenzt der Sonne aussetzen sollen, damit Ihr Herz gestärkt wird. Tritt nämlich die erste Hautrötung, also ein leichter Sonnenbrand, auf, wird das gebildete Vitamin D in der Haut wieder zerstört. Gleichzeitig steigt damit dann auch die Gefahr der Hautschädigung bis hin zum Hautkrebs. Das geflügelte Wort der Naturheilkunde gilt also auch hier: »Erst die Dosis macht das Gift«.

Maßhalten ist beim Sonnenbaden erstes Gebot. Das gilt ganz besonders für hellhäutige Menschen, also für rothaarige und blonde mit blauen Augen und auffällig heller Haut. Gerade sie sind besonders vom Hautkrebs bedroht. Das liegt daran, daß ihre Haut weniger Melanin enthält, einen Wirkstoff, der den Körper vor den schädlichen ultravioletten Strahlen der Sonne schützt. Diese Menschen sollten deshalb um so vorsichtiger sein und in den südlichen Regionen zur Zeit der stärksten Sonnenbestrahlung zwischen 11 und 14 Uhr im Schatten bleiben. Zusätzlich sollten sie sich unbedingt mit einer Sonnencreme mit hohem Lichtschutzfaktor schützen. Denken Sie aber auch daran, daß auch mehrfaches Einreiben den Schutz für die Haut nicht verlängert. Die Gesamtzeit, die die Sonnencreme Sie vor den Sonnenstrahlen schützt, bleibt also immer die gleiche. Dafür gibt es folgende Faustregel: Da die Haut sich etwa 15 Minuten selbst vor der Sonne schützen kann, bedeutet ein Lichtschutzfaktor 2, daß Sie sich 2mal

15 Minuten, also 30 Minuten in die Sonne legen können. Bei Lichtschutzfaktor 4 sind es dann schon 4mal 15 Minuten, also eine ganze Stunde. Denken Sie auch daran, sich nach dem Sonnenbad mit einer speziellen Hautcreme einzureiben, die die Haut elastisch hält und Hautreizungen mindert. Ist trotz aller Vorsicht doch einmal ein Sonnenbrand aufgetreten, dann pudern Sie sich mit Wundpuder ein, meiden Sie aber Cremes und Salben. Sehr hilfreich ist es, Quark mit Milch zu einem Streichkäsebrei anzurühren und dann fingerdick auf die geschädigte Haut aufzutragen. Legen Sie ein Leinentuch darüber und decken Sie es mit einem Handtuch ab.
Besonders anfällig für Sonnenbrand ist unser »Gesichtserker«, die Nase. Hier hilft es, abends die Nase mit frischem Zitronensaft einzureiben und über Nacht einwirken zu lassen. Erst am Morgen wieder abwaschen.
Bei schwererem Sonnenbrand oder gar Blasenbildung sollten Sie jedoch unbedingt einen Arzt aufsuchen. Wenn Sie die Sonne aber mit Bedacht genießen, wird es dazu sicherlich nicht kommen.

32 Erste Hilfe bei Urlaubsunfällen

Die schönen Sommertage locken jetzt auch die letzten Stubenhocker hinaus ins Freie. Bewegung an der frischen Luft ist angesagt, und was dem einen sein Badevergnügen im Schwimmbad oder am See ist, ist dem anderen seine Wandertour durch einsame Wälder und Fluren oder sein Kraxelspaß im Gebirgsmassiv. Doch gerade auf einsamen Bergtouren oder Waldwanderungen lauern Gefahren auf Sie, mit denen Sie vielleicht gar nicht gerechnet haben. Was ist, wenn Sie plötzlich in ein Loch treten oder vom Berghang abrutschen und sich die Knochen brechen oder gar den Schädel anschlagen und sich eine Gehirnerschütterung zuziehen? Sicherlich sind Knochenbrüche und Gehirnerschütterung keine alltäglichen Verletzungen. Doch wer weiß schon, ob es nicht auch einmal Sie oder jemanden aus Ihrer Familie oder Ihrem Freundeskreis treffen kann? Haben Sie sich schon jemals Gedanken darüber gemacht, was in solchen Fällen zu tun ist? Gerade, wenn Sie sich abseits der »Trampelpfade« der Menschheit bewegen, sollten Sie auf solche Zwischenfälle ausreichend vorbereitet sein und sich dann auch zu helfen wissen. Deshalb hier einige Tips:

- Bei allen Knochenbrüchen gilt die eiserne Regel, den gebrochenen Körperteil sofort »stillzulegen«. Ist der Ober- oder Unterschenkel gebrochen, ist es am zweckmäßigsten, eine Schiene — zum Beispiel mit einem behelfsmäßig abgeschnittenen Ast — anzulegen. Diese Schiene muß dann mit einer Binde oder auch mit einem geeigneten Kleidungsstück wie etwa einem Schal oder einem Gürtel am Bein fixiert werden. Wichtig dabei ist, daß die Schiene so sitzt, daß das Bein wirklich in einer gestreckten und gestützten Haltung verbleibt.
- Doch nicht immer werden Sie eine Schiene oder auch nur einen Ast zur Stelle haben. In solchen Fällen empfiehlt es sich dann, das gebrochene Bein einfach mit dem »gesunden« zu schienen. Binden Sie also beide Beine ausgestreckt nebeneinander zusammen, so daß das gesunde Bein für das gebrochene wie eine Schiene wirkt.
- Wenn Sie eine schwierige Tour durch einsame Gegenden planen, sollten Sie sich vorsorglich mit 1 oder 2 im Handel erhältlichen aufblasbaren Schienen eindecken. Die nehmen im Rucksack wenig Platz weg und sind immer sofort einsatzbereit.

Bevor Sie den Bruch versorgen, sollten Sie sich jedoch versichern, daß aus der Bruchstelle keine Knochensplitter herausstehen. Derartige Knochensplitter können beim

Transport zu üblen Verletzungen und damit zu Infektionen führen. Behandeln Sie solche Stellen also besonders behutsam, puffern Sie sie weich ab, und bedecken Sie sie möglichst mit einem sterilen Verband.

• Was für Ober- oder Unterschenkelbrüche gilt, gilt natürlich auch für Knöchelbrüche. Auch hier ist eine Schiene sinnvoll. Nur bei leichteren Knöchelbrüchen ist es ausreichend, das betreffende Fußgelenk zu bandagieren oder mit einer elastischen Binde zu fixieren. Denken Sie auf jeden Fall daran, das verletzte Bein nicht zu belasten, damit sich die Bruchstellen nicht gegeneinander verschieben können. Das führt nicht nur zu starken Schmerzen, sondern erschwert auch die spätere Justierung des Bruches und seinen Heilungsvorgang.

• Schienen sind auch bei Armbrüchen sinnvoll. Trotzdem reicht es hier meist schon aus, wenn der betroffene Arm fest an den Oberkörper gepreßt wird und dort mit einer Binde oder einem festgezogenen Kleidungsstück in seiner Lage fixiert wird.

Nach der »Ersten Hilfe« sollte der Patient möglichst schnell in die Behandlung eines Orthopäden oder in ein Krankenhaus gebracht werden.

Das gilt auch ganz besonders bei Gehirnerschütterungen. Vielfach wird ein Schlag gegen den Kopf gar nicht so recht ernst genommen. Doch das ist trügerisch! Nicht immer tritt sofort Benommenheit oder eine kurze Ohnmacht auf, bei der wohl jeder gleich an eine Gehirnerschütterung denkt. Vielfach merkt der Verunglückte gar nicht, daß er eine schwere Verletzung davongetragen hat. Nachlässigkeit kann aber hier fatale Folgen haben, denn nicht selten stellen sich Wochen oder gar Monate später Kopfschmerzen ein, die durch keine Therapie richtig zu beeinflussen sind. Seien Sie also nicht zu leichtsinnig und lassen Sie sich von einem Facharzt auf eine Gehirnerschütterung hin untersuchen.

Hat es nicht Sie, sondern einen anderen getroffen, erkundigen Sie sich bei dem Verletzten zuerst nach seinem Befinden. Ist er nicht ansprechbar, dann sollten Sie sich ihn auf jeden Fall genauer ansehen. Wenn Sie feststellen, daß er aus Mund, Nase oder Ohren blutet, dann besteht sogar Verdacht auf Schädelbasisbruch. Schnelle Hilfe ist hier unbedingt notwendig!

In allen Fällen gehört der Verletzte sofort ins Krankenhaus. Wenn Sie auf einsamen Pfaden unterwegs sind, kann es jedoch eine Zeitlang dauern, bis ein Krankenwagen oder andere fachmännische Hilfe zur Stelle ist. In der Zwischenzeit kommt es darauf an, daß Sie den Verletzten richtig behandeln. Wichtig ist es, ihn kühl und flach an einem schattigen Ort zu lagern. Wenn möglich, sollten Sie auf Nacken und Stirn kühlende Kompressen packen. Achten Sie unbedingt darauf, daß die Zunge des Verletzten nicht seine Atemwege behindert. Ist er nicht mehr bei vollem Bewußtsein, dann sollten Sie ihn am besten in die »stabile Seitenlage« bringen, wobei es wichtig ist, den Kopf auf die Seite zu legen und die Zunge nach vorne zu ziehen. So kann bei Erbrechen oder auch bei Blutungen die Atmung nicht behindert werden.

Eine große Gefahr für jeden Verletzten ist immer die Unterkühlung. Wenn Sie also größere Touren vorhaben oder überhaupt oft Sport im Freien betreiben, dann sollten Sie sich vorsichtshalber eine »Weltraumdecke« (auch Alu- oder Thermodecke genannt) in die Westentasche stecken. Bei einem Unfall kann dann der Verletzte in diese Decke gewickelt werden. Sie ist so konstruiert, daß sie die Körperwärme reflektiert und dafür sorgt, daß der Verletzte nicht auskühlen kann. Da die Decke zusammengefaltet nicht größer als eine Brieftasche ist, kann sie problemlos mitgeführt werden. Sie erhalten diese Decke übrigens in vielen Warenhäusern, in Sportgeschäften oder auch über den Versandhandel.

Ist das Unglück erst einmal passiert, dann soll der Verletzte, nachdem er ärztlich versorgt wurde, natürlich auch möglichst schnell wieder auf die Beine kommen. Deshalb hier noch ein paar Tips aus der Naturheilkunde, wie Sie die Heilung nach Knochenbrüchen oder auch nach einer Gehirnerschütterung beschleunigen können:

- Bei Knochenbrüchen ist es natürlich sehr wichtig, daß die gebrochenen Teile schnell und komplikationslos zusammenwachsen. Nach jahrelangen Erfahrungen hat sich hier die Behandlung mit pulsierenden Magnetfeldern bewährt. Der gebrochene Körperteil wird dabei mit dem Magnetfeld durchflutet, wodurch die Zellerneuerung und das Zusammenwachsen des Knochens beschleunigt werden. Ergänzend empfiehlt es sich, kieselsäure- und kalziumhaltige Präparate einzunehmen.
- Nicht unwichtig ist auch die Ernährung. Bei Knochenbrüchen und bei Gehirnerschütterung ist eine mineral- und vitaminstoffreiche Rohkost wichtig. Dadurch bekommen die geschädigten Körperzellen alles, was sie zur schnellen Regeneration brauchen. Aus der Homöopathie haben sich übrigens gegen die Folgen einer Gehirnerschütterung, wie Kopfdruck und -schmerzen oder Schwindel, ganz besonders belladonna-, cocculus-, gelsemium- und hypericumhaltige Präparate bewährt.

33 Schafgarbe — das Heilkraut von der Wiese

Von Juni an bis hin zu den ersten Frösten im Spätherbst steht sie in der Blüte: Die Schafgarbe (Achillea Millefolium). Im Volksmund ist sie auch bekannt als Bauchwehkraut, Blutkraut, Blutstillkraut, Frauendank oder Gotteshand. Diese Namen sagen schon sehr viel über ihre heilende Wirkung aus. Über ganz Europa bis hin zum Polarkreis ist die Schafgarbe verbreitet. Auf Rainen und Weiden ist sie ebenso häufig zu finden wie auf sonnigen Wiesen oder Ackerrändern. Sie steht einzeln oder gesellig, ist widerstandsfähig gegen Hitze, Dürre und Kälte und begnügt sich auch mit kargem Boden. Achten Sie einmal auf diese Pflanze. Wenn Sie die Augen aufmachen, werden Sie sie bei Ihrer nächsten Wanderung sicherlich nicht übersehen.

Jetzt ist es auch wieder an der Zeit, sich die heilende Wirkung dieser Pflanze zunutze zu machen. Die Schafgarbe — übrigens eine unserer häufigsten Wildpflanzen überhaupt — enthält nämlich zum einen blutstillende Substanzen, mit denen kleinere blutende Wunden, aber auch Nasenbluten und verstärkte Menstruationsblutungen gestillt werden können. Schafgarbe zählt aber auch pharmakologisch zu den Bittermitteln, den sogenannten Amara-Pflanzen. Damit ist Schafgarbe auch hervorragend geeignet, die Magendrüsen anzuregen und die Verdauungstätigkeit des Darmes zu verstärken sowie Blähungen entgegenzuwirken. Aus diesem Grund ist Schafgarbe auch als »Bauchwehkraut« bekannt. Gerade bei diesen Beschwerden hat sich ein Tee aus Schafgarbe hervorragend bewährt.

Schafgarbe enthält aber auch Bitterstoffe wie Achillein und verschiedene ätherische Öle (zum Beispiel Azulen), die entspannend auf die Organe und die Muskulatur einwirken. Diese muskelentspannende Wirkung ist besonders hilfreich für alle Frauen, die bei Beginn ihrer Periode unter kolikartigen Unterleibsschmerzen leiden. Kein Wunder also, daß die Schafgarbe auch den Namen »Frauendank« verdient. Schafgarbentee oder auch ein Schafgarbensitzbad hat hier schon mancher leidtragenden Frau deutliche Linderung oder sogar Heilung ihrer Beschwerden gebracht. Für die Teezubereitung nehmen Sie einen Eßlöffel des getrockneten und kleingeschnittenen Schafgarbenkrautes und übergießen es mit 1/4 Liter kochendem Wasser. Lassen Sie das Ganze dann 5 Minuten ziehen — aber nicht länger! — und süßen Sie diesen Tee nach dem Abseihen und leichtem Abkühlen mit Honig. 3mal täglich eine Tasse davon wirkt Wunder. Für ein selbstgemachtes Schafgarbensitzbad verwenden Sie einen Aufguß, den Sie aus einer Handvoll getrockneten Krautes und 1 Liter kochenden Wasser herstellen, in dem das Kraut 5 bis 10 Minuten ziehen gelassen wird. Nachdem Sie abgeseiht haben, geben Sie dann diesen Aufguß Ihrem Badewasser, das nicht wärmer als 38 bis 39 Grad sein sollte, hinzu.

Aber auch die blutreinigende Wirkung der Schafgarbe sollte nicht vergessen werden. Sie verhilft bei allen rheumatischen Erkrankungen oder auch bei Gicht zu einem schnellen Ausscheiden der Giftstoffe und damit zu einer Verbesserung der Beschwerden. Außerdem hat die Schafgarbe noch einen beachtlichen Gehalt an Kalium, wodurch der Schafgarbentee oder auch der Schafgarbensaft zu einer geregelten Nierentätigkeit anregt und für eine gesunde Entwässerung des Organismus sorgt.

Natürlich hat die Schafgarbe auch bei äußerlicher Anwendung eine Reihe von heilenden Wirkungen, besonders bekannt ist die hervorragende Heilwirkung bei Wunden oder Geschwüren aller Art.

Leider ist die Schafgarbe im Zeitalter der chemischen Arzneimittel immer mehr in Vergessenheit geraten. Doch Dank dem immer stärker werdenden Trend unter dem Motto »Zurück zur Natur« wird der Schafgarbe als vielseitigem Volksheilmittel mit Sicherheit eine verdiente Wiedergeburt beschert werden.

34 Herpes — so vertreiben Sie die »anhänglichen« Bläschen

Oft blühen sie im Sommer, wenn die Sonne so richtig schön scheint. Aber auch im Herbst und Winter, wenn Erkältungen und Fieber uns das Leben schwer machen. Die Rede ist nicht von Pflanzen, sondern von Bläschen, den Herpes-Bläschen. Fast jeder hat schon einmal die Bekanntschaft mit diesen lästigen, juckenden Bläschen-Ausschlägen gemacht, denn immerhin erkranken drei Viertel aller Menschen irgendwann einmal an Herpes. Schuld daran ist das Herpes-Virus, das sehr ansteckend ist und sich schnell neue Opfer suchen kann. Glücklicherweise überstehen die meisten Menschen eine Herpes-Infektion schnell und mühelos, indem sie sofort schlagkräftige Abwehrkörper gegen die Erreger bilden. Sie bekommen die Krankheit nur ein einziges Mal und sind künftig davor gefeit, da ihre körpereigenen, natürlichen Abwehrkräfte die Viren in Schach halten. Über 200 000 Bundesbürger aber sind als bedauerliche »Gastgeber« zu betrachten, bei denen sich die Herpes-Viren ein Leben lang einmieten. Wenn nämlich nach der ersten Infektion die typischen Hautbläschen — meistens an den Lippen — abgeheilt sind, wandern die Herpes-Viren innerhalb der Nervenbahnen weiter bis an die nächsten größeren Nervenzellen, wo sie sich einnisten und auf ihren nächsten Auftritt warten. Das Stichwort dafür fällt immer dann, wenn die körpereigene Abwehrkraft des Menschen durch irgenwelche Ereignisse sowieso schon geschwächt ist. Das kann ein längeres Sonnenbad sein, aber auch eine Grippeerkrankung. Selbst Aufregung, hormonelle Veränderungen in den Wechseljahren oder bei der Monatsblutung oder ganz einfach zu großer Streß reichen aus, um die Abwehrkraft so zu schwächen, daß sich die Herpes-Viren wieder bemerkbar machen können. Dabei stehen wir dann dieser neuen At-

tacke relativ machtlos gegenüber, denn bis heute hat die Medizin noch keine hundertprozentig wirksame Therapie gegen die Bläschenkrankheit gefunden.
Auch neue Präparate, die als Tabletten oder Salbe erhältlich sind und die Wirkstoffe Acyclovir oder Inosipex enthalten, haben nur dann eine geringe Aussicht auf Erfolg, wenn sie bereits bei den ersten Anzeichen einer erneuten Herpes-Erkrankung eingesetzt werden können. Hier muß also der Patient selbst auf die ersten Warnsignale achten. Meistens melden sich die ersten neuen Herpes-Bläschen bereits 1 oder 2 Tage vor ihrem Auftreten mit einem deutlichen Kribbeln, einem Kälte- oder Taubheitsgefühl an. Schon jetzt müssen die Salben aufgetragen werden, damit die Bläschen gar nicht erst auftreten können. Sind sie nämlich erst einmal da, haben sie den Kampf gewonnen. Dann droht aber auch Gefahr für unsere Mitmenschen, denn die »Fieberbläschen« enthalten eine wäßrige, sehr ansteckende Flüssigkeit. Trotz der juckenden und brennenden Schmerzen sollte der Leidtragende nicht an den Bläschen kratzen oder sie aufdrücken, denn dadurch können die Herpes-Viren noch auf weitere Hautbezirke verbreitet werden. Erst nach etwa 4 oder 5 Tagen trocknen die Herpes-Bläschen langsam ein und fallen dann schließlich nach weiteren 3 bis 5 Tagen ab.
Es sollte selbstverständlich sein, daß jeder, der mit Herpes-Bläschen zu tun hat, in der Ansteckungsphase — also in der Zeit zwischen dem Auftreten und dem Antrocknen der Bläschen — auf engen Hautkontakt mit seinem Partner verzichtet. Bei Lippen-Bläschen ist also Küssen verboten, bei Genital-Bläschen sollte man auf ungeschützten Geschlechtsverkehr besser verzichten. Vorbeugen ist auch hier besser als Heilen. Ganz besonders darum, weil der Herpes sich von einem einmal gefundenen »Hauswirt« ungern wieder trennt.
Trotzdem gibt es in letzter Zeit einige erfolgversprechen-

de Behandlungsmethoden aus dem Bereich der Naturheilkunde, die auch ohne den Einsatz von Chemiepräparaten eine Herpes-Infektion verhüten oder schneller zum Abklingen bringen.
Bewährt hat sich zum Beispiel hochkonzentriertes Pfefferminzöl, das als japanisches Heilpflanzenöl oder auch Chinaöl im Handel bekannt ist. Bei den ersten Anzeichen einer beginnenden Herpes-Erkrankung — also Kribbeln oder Brennen auf der Haut — reiben Sie die entsprechenden Hautstellen mit diesem Öl ein. Das Öl wirkt dabei nicht nur angenehm kühlend, sondern auch sehr stark desinfizierend. In vielen Fällen wird damit das Auftreten der Bläschen verhindert. Vorbeugend und heilend wirken auch hochdosierte Tabletten mit proteolytischen Enzymen und Thymus-Extrakt. Die proteolytischen Enzyme »enttarnen« die Herpes-Viren, zerstören deren Schutzhülle, so daß die durch den Thymus-Extrakt aktivierten körpereigenen Abwehrkräfte die Viren leichter zerstören können. Damit wird auch Folgeerkrankungen recht wirksam vorgebeugt.
Sind die Bläschen bereits in »voller Blüte«, hilft oftmals Bienenkittharz, das als natürliches Antibiotikum zu betrachten ist. Auch Zinkpaste oder Zinkpuder können die Bläschen zum Eintrocken bringen.
Während der Krankheitsphase ist es ratsam, eine Saftkur mit Rohsäften aus Obst und Gemüse für etwa 6 bis 7 Tage einzuhalten. Das stärkt die körpereigenen Abwehrkräfte und entschlackt. Hilfreich sind auch Waschungen oder Kompressen mit Klettenwurzel-Tee oder einer Mischung aus je 20 Gramm Lupinensamen, Wacholderbeeren und Walnußblättern, die in einem Liter Wasser 15 Minuten kochen sollen. Danach wird abgeseiht und 2mal täglich eine Waschung durchgeführt. Besonders bei genitalem Herpes empfehlen sich Sitzbäder mit Eichenrinden-Aufguß, der die Schleimhäute abhärtet und die Schmerz-

empfindlichkeit herabsetzt. Vorbeugend gegen erneutes Auftreten der Herpes-Bläschen hat sich ein homöopathisches Medikament, Mezereum D6, bewährt.
Und damit Sie nicht sporadisch von den Viren »heimgesucht« werden — tun Sie etwas zur Steigerung Ihrer körpereigenen Abwehrkraft. Lassen Sie regelmäßig bei einem Arzt oder Heilpraktiker eine Eigenblut-Injektionskur oder eine Behandlung mit der »großen Blutwäsche« mit Ozon-Sauerstoff durchführen. Auch eine Spritzenkur mit Thymus-Frisch-Extrakt bringt Ihre wichtigsten Abwehrsoldaten, die sogenannten »T-Lymphozyten«, wieder auf Trab, damit Ihr Organismus sich besser gegen die leidigen Herpes-Viren zur Wehr setzen kann. Besonders wirkungsvoll ist diese Injektionskur mit Thymus-Frisch-Extrakt in Verbindung mit der Sauerstoff-Mehrschritt-Therapie nach Ardenne, die dann in dieser Kombination als »Sauerstoff-Immun-Stimulation« bezeichnet wird. Damit werden nicht nur deutlich die Abwehrkräfte des Patienten gestärkt, sondern es wird auch der Alterungsprozeß verlangsamt, und es tritt eine deutliche, langanhaltende Vitalitätssteigerung ein.

35 So schützen Sie sich vor Venenentzündungen

Probleme mit den Beinen drohen uns zwar nicht nur im Sommer, doch treten sie bei Hitze besonders verstärkt auf und machen deutlich mehr Probleme. Wohl dem, der dabei nur von leichten Beinbeschwerden, also zumeist von schweren, müden Beinen geplagt wird. Grund dafür ist meist eine venöse Stauung, die in fast allen Fällen die Folge einer Bindegewebsschwäche in den Beinen ist. Davon sind übrigens Frauen ungleich häufiger befallen als Männer. Wichtigste Aufgabe ist es hier, den Blutfluß zu

verbessern und durch verstärkte Muskelarbeit in den Beinen dafür zu sorgen, daß das Bindegewebe gefestigt wird und die Lymphflüssigkeit besser zirkulieren kann.
Schwieriger wird es schon, wenn sich zu der Venenschwäche noch eine Venenentzündung hinzugesellt. Schuld an derartigen Venenentzündungen sind nämlich vielfach versteckte Krankheitsherde im Körper, von denen Bakterien in jeden Winkel des Körpers ausgesandt werden und dort zu Entzündungen führen können. Häufig sind diese Krankheitsherde im Kopf zu finden. Entzündete oder vereiterte Ohren, Nebenhöhlen, Mandeln oder Zähne sind hier die Hauptverursacher. Lassen Sie sich bei einer Venenentzündung also gründlich auf solche Krankheiten hin untersuchen. Zusätzlich muß natürlich bei den ersten Anzeichen einer Venenentzündung eine gezielte Therapie beginnen.
Die ersten Alarmzeichen einer beginnenden Venenentzündung sind fühlbare Wärme und sichtbare Rötung an den Beinen. Insbesondere ist dabei auf die Unterschenkel zu achten. Ist dort eine Schwellung sichtbar oder ein Druckschmerz fühlbar, können Sie schon fast sicher sein, eine Venenentzündung zu haben. Jetzt muß schnellstens dafür gesorgt werden, daß sich diese Entzündung nicht auf die tieferliegenden Venen ausbreitet. Dann nämlich würde auch die Gefahr einer Thrombose bestehen, die sehr gefährlich werden kann.
Beginnen Sie also schon bei den ersten Warnzeichen mit einer Selbsttherapie. Vermeiden Sie deshalb langes Stehen oder Sitzen mit angewinkelten Beinen. Laufen Sie viel umher und legen Sie die Beine hoch, ohne jedoch an der Auflagestelle die Durchblutung zu behindern. Machen Sie außerdem kalte Umschläge mit Essig oder Alkohol. Achten Sie ganz besonders darauf, ausreichend Flüssigkeit zu sich zu nehmen. 2 1/2 bis 3 Liter ist ein absolutes Muß. Bevorzugen Sie stilles Wasser mit wenig Natrium, damit

das Wasser im Körper nicht gebunden, sondern gleich wieder ausgeschieden wird. Das viele Trinken sorgt dann dafür, daß sich das Blut wieder verdünnt und fließfähiger wird. Das ist eine wichtige Voraussetzung dafür, daß eine beginnende Venenentzündung nicht akut wird.
Neben Essig- oder Alkoholwickeln haben sich auch Lehm- oder Quarkwickel sehr gut bewährt. Sie wirken besonders schmerzlindernd und kühlend. Die Herstellung ist einfach: Rühren Sie den Lehm oder Quark mit etwas Wasser an, streichen Sie dann die breiige Masse auf die betroffene Stelle Ihres Beines und decken Sie das Ganze mit einem feuchten Tuch und anschließend mit einem trockenen Leinentuch ab. So einen Wickel sollten Sie etwa 2 Stunden liegen lassen und dann wieder wechseln. Um ein weiteres Auftreten von Schwellungen zu vermeiden, sollten Sie auch Kompressionsverbände anlegen. Diese Wickelbandagen sollten aber unbedingt von der Fußspitze bis zur Leistenbeuge reichen und nicht schon in der Kniekehle aufhören. Durch die Kompressionsverbände wird das Bein stabilisiert, und es wird dafür gesorgt, daß die Muskelpumpe für eine bessere Blutzirkulation sorgt. Um die Tätigkeit dieser »Muskelpumpe« zu fördern, sollten Sie nach dem Anlegen des Kompressionsverbandes viel herumlaufen.
Nicht vergessen werden sollen natürlich auch die Kräutertees. Fertige Venentee-Mischungen erhalten Sie in jeder Apotheke. Ganz besonders bewährt haben sich Tees, die die bekannte Roßkastanie enthalten. Sie gilt schon seit altersher als das klassische Heilmittel bei Stauungen oder Entzündungen und erhöht die Elastizität der Gefäßwände. Dadurch wird die Blutzirkulation verbessert. Roßkastanien können Sie übrigens nicht nur als Tee, sondern auch in gemahlenem Zustand kaufen und einnehmen. Für eine längere Zeitdauer sollten Sie sich jeden Tag mindesten 2 Messerspitzen voll gönnen.

Wichtig bei einer Venenentzündung ist natürlich auch die richtige Ernährung. Achten Sie unbedingt darauf, eine vitaminreiche Kost mit einem hohen Rohkostanteil und wenig Eiweiß und Fett zu essen. Bevorzugen Sie also Obst und Gemüse und meiden Sie auf jeden Fall Speisen mit sichtbaren oder unsichtbaren Fetten.
Eine weitere hervorragende Methode, einer Venenentzündung vorzubeugen, ist der regelmäßige Aderlaß. Durch den Blutverlust wird nämlich wieder neues Blut gebildet, und das alte, dickflüssige Blut wird dadurch dünnflüssiger. Denken Sie daran: Die billigste Form des Aderlasses ist die Blutspende!
Spätestens wenn Schmerzen im Bein auftreten sollten, müssen Sie zu Ihrer Selbstbehandlung noch eine gezielte Therapie bei einem Fachmann durchführen lassen. Nur er kann entscheiden, ob bereits die Gefahr einer Thrombose besteht. In solchen Fällen ist es dann unbedingt notwendig, Präparate zur Verflüssigung des Blutes einzusetzen. Hier hilft zum Beispiel die Acethyl-Salicylsäure, die Sie aber nicht über längere Zeit einnehmen sollten, da sie eine Reihe von Nebenwirkungen entwickeln kann. In einem akuten Fall sind auch Injektionen mit Heparin sehr nützlich, da sie die Blutgerinnung vermindern und eine spontane Blutverflüssigung bewirken. Sehr hilfreich sind außerdem auch Dragees mit proteolytischen Enzymen (zum Beispiel Phlogenzym), die nicht nur die Entzündungen in den Venen bekämpfen, sondern außerdem noch eine blutverdünnende Wirkung haben und dafür sorgen, daß eine Thrombosebildung weitestgehend verhindert werden kann. Diese Enzyme sind außerdem dabei noch völlig unschädlich.

Gesund im September

36 Melisse — ein Kraut, das vieles heilt

Leiden Sie unter Nervenschwäche, geistiger und körperlicher Übermündung, nervösen Herzleiden, Blähungen, Koliken, Schlaflosigkeit, Migräne oder sogar Hysterie und Hypochondrie? Dann ist Melisse das richtige Kraut für Sie!

Jetzt ist es wieder an der Zeit, die heilbringenden Blätter der Melisse zu sammeln und sich einen entsprechenden Vorrat für Herbst und Winter parat zu legen. Das lohnt sich allemal, denn kaum eine Pflanze hat eine so segensreiche Heilwirkung wie gerade die Melisse. Schon bei den Ärzten und Naturforschern des Altertums war die Melisse bekannt. Bereits in der Antike empfahl der Mediziner Plinius secundus eine Mischung aus Melissensaft und Honig gegen die »Verdunkelung« der Augen, womit er sicherlich den Grauen Star gemeint hat. Noch bekannter wurde Melisse dann im Mittelalter. 1611 nämlich führte der Orden der »barfüßigen Karmeliter« zu Paris den sogenannten »Melissengeist« bzw. »Karmelitergeist« als Geheimmittel ein. 1775 dann entstand der heute allseits bekannte »Klosterfrau-Melissengeist«, der von der Nonne Maria Clementine Martin begründet wurde. Ihre Heilwirkung verdankt die Melisse einer Reihe von Mineralsalzen, Gerbstoff und

Bitterstoff sowie vor allen Dingen einem ätherischen Öl, das den feinen, an Zitronen erinnernden Geruch auslöst. Darüber hinaus ist Melisse aber auch eine sehr wohlschmeckende Heilpflanze, die sich auch in der Küche als Zugabe zu grünen Salaten eignet. Dafür reicht es durchaus aus, zwei frische Blätter der Melissenpflanze fein zu zerschneiden und dem Salat unterzumengen. Von therapeutischer Wirkung ist vor allen Dingen der Melissentee. Er hat sich bei Kopfschmerzen, Zahnschmerzen, Schwindelgefühl und Magenbeschwerden ebenso bewährt wie bei nervösem Erbrechen, Atemnot und Bronchialkatharrhen.

Besonders erfolgreich ist die Melisse auch bei der Bekämpfung der chronischen Schlaflosigkeit. Hierbei ist es empfehlenswert, vor dem Schlafengehen eine Tasse Melissentee zu trinken, der mit Honig gesüßt wurde. In besonders schweren Fällen kann diesem Melissentee auch noch Baldrian oder Hopfen hinzugegeben werden. Die Herstellung des Tees ist sehr einfach. Nehmen Sie einen Teelöffel pro Tasse und überbrühen Sie den Tee mit kochendem Wasser. Nach wenigen Minuten wird der Tee abgeseiht und kann dann schlückchenweise getrunken werden.

Doch die Melisse kann noch mehr. Gerade in unserer heutigen Zeit, in der Termindruck und ständige Hetze unser Herz belasten, kommt der Melisse eine immer größere Bedeutung zu. Schon die heilige Hildegard von Bingen, eine wegen ihrer Heilkunst berühmte Äbtissin, lobte die besondere Heilwirkung der Melisse bei Herzerkrankungen.

Auch Paracelsus, der berühmte Arzt des Mittelalters, schätzte sie als eine der besten Pflanzen für das Herz. Und tatsächlich: Wer unter nervösen Herzbeschwerden, Herzklopfen oder Engegefühl auf der Brust (Angina pectoris) leidet, kann durch Melisse schnell Erleichterung erfahren. Da aber in solchen Fällen immer auch ein organisches Leiden dahinterstecken kann, sollte bei Herzbeschwerden niemand vergessen, unbedingt eine gründliche Untersuchung bei einem fachkundigen Mediziner durchführen zu lassen. Dies gilt natürlich nicht nur für Herzbeschwerden, sondern für jede Erkrankung. Wer sich selbst behandeln will, sollte zuerst einmal genau herausfinden lassen, was ihm eigentlich fehlt. Jeder »Schuß ins Blaue« könnte sonst üble Folgen haben.

Jetzt, im kommenden Herbst und Winter, lohnt es sich aber schon, stets ein Fläschchen Melissengeist bei sich zu tragen. Melissengeist ist nämlich ein hervorragendes Einreibungsmittel, bei Rheuma, bei Migräne und allen Arten von Kreislaufstörungen. Einige Tropfen auf die schmerzenden Gelenke, auf die Schläfen oder in den Nacken bzw. unter die Nase eingerieben tragen wesentlich dazu bei, die genannten Beschwerden schnell zu vertreiben.

In jede Reise- oder Hausapotheke gehört auch ein Fläschchen mit der homöopathischen Tinktur von Melisse in möglichst niedriger Verdünnung. Schon 3mal täglich 10 bis 15 Tropfen pur oder in etwas Wasser eingenommen helfen gegen Blähungen, Magen- oder Darmkoliken, nervliche Überreiztheit, Schlaflosigkeit und alle Formen von geistigen oder körperlichen Schwächezuständen.

Besonders empfehlenswert ist die regelmäßige Einnahme von homöopathischer Melissentinktur für sehr verletzliche Menschen, die leicht aus dem inneren Gleichgewicht zu bringen sind und die nur schwer mit den Widrigkeiten dieses Lebens fertig werden können. Hier wirkt die Melisse stabilisierend auf die Psyche und verhindert Depressionen. Melisse ist nämlich auch ein trostbringendes Kraut, das schwachen Gemütern hilft, mit dem Leben fertig zu werden und ihnen Ruhe und Harmonie bringt.

37 So saunen Sie richtig

Bis vor kurzem war Saunen noch ein Geheimtip für eingeweihte Gesundheitsfans und passionierte Finnlandfahrer. Heute jedoch erfreuen sich öffentliche Sauna-Zentren wachsender Beliebtheit.

Doch Vorsicht: Nicht jeder Organismus ist den Strapazen der trockenen oder gar feuchten Hitze in der Saunakabine gewachsen. Bevor Sie also das erste Mal in die Sauna gehen, überlegen Sie, ob Sie die Hitze gut vertragen. Wer unter Herzerkrankungen, Nierenleiden, Durchblutungsstörungen wie zum Beispiel Thrombosen, Krampfadern oder Kreislaufstörungen leidet, sollte sicherheitshalber zuvor seinen Arzt befragen und ihn um eine entsprechende Untersuchung bitten. Bei älteren Menschen — auch wenn sie sich körperlich noch völlig fit fühlen — sollte eine derartige Untersuchung vor dem ersten Saunabesuch sogar obligatorisch sein.

So mancher hat seine körperliche Belastbarkeit nämlich schon überschätzt und wurde plötzlich in der Sauna von Kreislaufstörungen oder gar Herzattacken unangenehm überrascht. Solche Zwischenfälle sollte man nicht auf die leichte Schulter nehmen, denn sie können durchaus einmal lebensgefährliche Auswirkungen haben.

Wenn Sie aber gesundheitlich einem Saunabesuch gewachsen sind, werden Sie ein neues Vergnügen kennenlernen, das Sie schon bald nicht mehr missen möchten. Die Sauna hat eine überaus gesundheitsfördernde Wirkung. Sie entschlackt den Körper und regt die Widerstandskräfte an. Die gesamte vegetative Reaktionslage des Körpers wird positiv beeinflußt. Der Stoffwechsel wird immens gefördert, und durch das vermehrte Schwitzen werden in großen Mengen Schlackstoffe und Giftstoffe über die Haut ausgeschieden. Das anschließende kalte Duschen oder gar das kalte Tauchbad stellt darüber hinaus einen weiteren wichtigen Heilreiz für den Körper dar. Der Temperaturwechsel von heiß auf kalt härtet ab, fördert deshalb die körpereigenen Abwehrkräfte und schützt Sie vor Erkältungen und Infektionen. Gerade jetzt vor Beginn der kalten Jahreszeit stellt das Sauna-Baden damit auch eine nicht zu unterschätzende Gesundheitsvorsorge dar.

Wer allerdings mit der Hoffnung hingeht, durch das Sauna-Baden an Körpergewicht abzunehmen, der wird schon bald enttäuscht werden. Zwar werden Sie nach dem Saunabad erfreut feststellen, daß Sie einige Pfunde an Gewicht verloren haben, doch dabei handelt es sich lediglich um den Verlust von Flüssigkeit, den Sie durch vermehrtes Trinken schon bald wieder ausgeglichen haben werden.

Das Wichtigste ist wohl, daß Sie ohne Hektik und Streß in die Sauna gehen sollten. Es ist daher nicht zu begrüßen, daß viele Menschen direkt nach der Arbeit in die Sauna gehen, um sich dort von der Arbeit zu entspannen. Wesentlich erholsamer ist es, sich schon vorher zu Hause ein paar Minuten Ruhe zu gönnen und sich auf das Sauna-Vergnügen vorzubereiten.

Vor dem eigentlichen Saunagang sollten Sie sich natürlich zuerst einmal gründlich abduschen. Trocknen Sie sich anschließend auch gut ab, damit keine Wärmeverluste durch Aufheizen Ihrer feuchten Haut entstehen. Wenn Sie zum ersten Mal in die Sauna gehen, sollten Sie sich in der Saunakabine anfangs nur auf die unteren Bänke setzen, dort ist die Luft nicht so stark erwärmt, denn warme Luft steigt ja bekanntlich nach oben. Wenn Sie dann merken, daß Sie die Wärme vertragen, können Sie allmählich in die höheren Etagen hinaufklettern.

Schon bald werden Sie dann kräftig ins Schwitzen kommen. Am Anfang genügt es aber durchaus, wenn Sie nur 10 Minuten in der Sauna bleiben, sich dann abduschen und im Ruheraum entspannen. Danach können Sie den

Saunagang noch 1 bis 2mal wiederholen. Mehr ist jedoch auf keinen Fall ratsam.
Leider hat sich bei vielen Saunabesuchern ein »Leistungsdenken« breitgemacht. Motto: »Wer am längsten kann, ist am stärksten!« Das ist natürlich Unsinn, denn dabei geht viel von der gesundheitsfördernden Wirkung der Sauna verloren und kann sich unter Umständen sogar ins Gegenteil verkehren. Während Ihres Aufenthaltes in der Saunakabine sollten Sie immer darauf achten, daß Sie sowohl geistig wie auch körperlich möglichst entspannt sind. Unterlassen Sie also anregende Gespräche und verzichten Sie mit Rücksicht auf Ihre Gesundheit selbstverständlich auf alkoholische Getränke. Nach jedem Saunagang müssen Sie sich natürlich erneut abkühlen. Wenn möglich, sollten Sie in dieser Abkühlungsphase auch frische Luft und Sauerstoff tanken, denn in vielen Saunakabinen herrscht leider ein ausgesprochener Sauerstoffmangel. Leichte gymnastische Übungen sind dabei durchaus empfehlenswert, denn sie regen den Kreislauf an und sorgen für eine vermehrte Sauerstoffaufnahme.
Natürlich sollten Sie auch dann wieder mit kaltem Wasser abkühlen. Gerade in dem Wechselspiel zwischen Hitze und Kälte liegt der wichtigste therapeutische Effekt des Saunabesuches. Trotzdem sollten Sie einen Kälteschock vermeiden und die Wassertemperatur am Anfang nicht zu kalt wählen. Achten Sie beim Duschen aber auch darauf, daß Sie — ähnlich wie bei den bekannten Kneippschen Güssen — das kalte Wasser zuerst an der rechten, also dem Herzen abgewandten Körperseite anwenden. Zuerst also am besten am rechten Bein, dann am rechten Arm, dann am linken Bein und linken Arm und dann am ganzen Oberkörper. Kalte Tauchbäder — abgehärtete Naturen springen im Winter nach jedem Saunagang sogar ins eiskalte See- oder Flußwasser — sind nichts für empfindliche Gemüter. Zwar bringt das kalte Wasser durchaus ge-

sundheitsfördernde Reize mit sich, doch sollten Sie solche »Roßkuren« erst wagen, wenn Sie ein geübter Saunagänger geworden sind.
Wickeln Sie sich nach der Abkühlung dann in einige warme Decken und machen Sie es sich im Ruheraum bequem. Nutzen Sie die Ruhepause aber wirklich zur Entspannung und vermeiden Sie auch hier lange Gespräche oder anstrengende Lektüre.
Auch am Ende des letzten Saunadurchganges sollten Sie auf diese Ruhephase nicht verzichten. Immerhin bringt der Saunabesuch einige tiefgreifende Heilreize mit sich und stellt eine nicht zu unterschätzende körperliche Belastung dar, von der Sie sich erst einmal erholen sollten, bevor Sie in Ihr Auto steigen.

38 So kommen Sie gesund durch den Herbst

Jetzt ist es leider wieder so weit: Der Herbst hält Einzug, und mit ihm kommen Kälte, Nässe und Nebel. Das alles wäre gar nicht so schlimm, wenn sich mit diesem Wetter nicht auch die typischen Herbstkrankheiten wie Husten und Schnupfen, Halsschmerzen und Bronchitis einstellen würden. Jedes Jahr um diese Zeit ist es dasselbe: In den Betrieben häufen sich die Krankmeldungen wegen Grippe, und in den Arztpraxen geben Patienten mit roten Nasen und kratzenden Hälsen einander die Türklinken in die Hand. Herbstzeit ist Grippezeit.
Doch das muß nicht sein, denn Sie können sich schützen, indem Sie rechtzeitig vorbeugen. Damit Sie diesen Herbst einmal ohne den üblichen Husten und Schnupfen überstehen können, möchte ich Ihnen nun einige Empfehlungen aus der Naturheilkunde geben, wie Sie Ihre Abwehrkräfte stärken und jeder Erkältung Paroli bieten können.

Alle hier vorgestellten Maßnahmen haben sich schon seit Jahrzehnten bestens bewährt, sie sind einfach und schnell durchzuführen, kosten nicht viel und beanspruchen höchstens etwas Zeit und Ausdauer. Und diese Zeit sollten Sie sich nehmen, denn ein paar Minuten für Ihre Gesundheit pro Tag sind doch allemal besser als tagelanges Kranksein im Bett.

Um den Herbst gesund zu überstehen, ist es zunächst einmal wichtig, daß Sie sich vernünftig kleiden. Bevorzugen Sie atmungsaktive Baumwolle, die einen Wärmestau und damit unangenehmes Schwitzen verhindert. Gehen Sie bei jedem Wind und Wetter an die frische Luft, und ziehen Sie sich dabei so an, daß Sie mehrere Kleidungsstücke übereinander tragen und die Möglichkeit haben, das eine oder andere wieder auszuziehen, wenn es Ihnen zu warm wird. Auf diese Weise vermeiden Sie übermäßiges Schwitzen, und der kalte Wind kann Ihnen keine Unterkühlung bescheren.

Beginnen Sie jeden Morgen mit Trockenbürsten: Bürsten Sie dabei immer in Richtung Herz, und zwar so lange, bis die Haut ordentlich gerötet ist. Machen Sie anschließend heiße und kalte Wechselduschen, und beenden Sie den Vorgang mit einem kurzen kalten Guß. Das regt nicht nur den Kreislauf an und macht fit für den ganzen Tag, sondern stärkt auch Ihre körpereigenen Abwehrkräfte.

Schon zum Frühstück sollten Sie täglich 3 Gramm Vitamin C — eventuell in Form von Ascorbinsäure — zu sich nehmen. Wenn möglich, sollten Sie außerdem jeden Tag etwa 200 Gramm rohes Sauerkraut essen, denn es enthält nicht nur ebenfalls das lebenswichtige und abwehrstärkende Vitamin C, sondern zudem die rechtsdrehende Milchsäure, die die Sauerstoffaufnahme Ihrer Körperzellen verbessert. Zu einem gesunden Frühstück gehört auch auf jeden Fall ein Löffel Honig. Er enthält ebenfalls wichtige Mineral- und Vitalstoffe.

Versuchen Sie außerdem, ein gesundes Frühstück zusammenzustellen, und bevorzugen Sie dabei frische Obstsäfte (ohne Zucker), Kräutertees, Vollkornbrötchen, frisches Müsli, Obst- oder Quarkspeisen. Belasten Sie Ihren Körper nicht mit fetter Wurst oder fettem Käse. Was Sie jetzt in erster Linie brauchen, sind leicht verdauliche Vollwertkostgerichte, die Ihrem Organismus die nötigen Vitalkräfte geben, um Wind und Wetter zu trotzen. Bevor Sie nach dem Frühstück das Haus verlassen, sollten Sie möglichst noch ein Fläschchen japanisches Pfefferminzöl in die Tasche stecken. Nehmen Sie davon alle 2 bis 3 Stunden einen Tropfen auf die Zunge und lassen Sie ihn langsam im Mund zergehen. Das hochkonzentrierte Pfefferminzöl macht nicht nur die Atemwege frei, sondern desinfiziert auch nachweislich die Rachenschleimhäute. Bakterien, die Sie sich von niesenden und hustenden Zeitgenossen einfangen, haben dann erst gar keine Chance, sich auf Ihren Rachenschleimhäuten einzunisten.
Überhaupt sollten Sie in der Erkältungsperiode den engen Kontakt zu »Grippekandidaten« möglichst vermeiden. Öffentliche Verkehrsmittel, Kino, Theater oder vollbesetzte Restaurants gehören zu den Hauptverteilungsplätzen für Bakterien und Viren. Versuchen Sie, dem Atem anderer Menschen auszuweichen und lassen Sie sich möglichst nicht anniesen oder anhusten. Verzichten Sie auch, soweit es geht, auf das gewohnte Händeschütteln. Wenn sich dies aus gesellschaftlichen Gründen nicht vermeiden läßt, sollten Sie sich mehrmals täglich die Hände gründlich waschen und ansonsten darauf achten, daß Sie nicht mit den Händen an oder in den Mund kommen. Wenn Sie diese Regeln beherzigen, entgehen Sie den häufigsten Ansteckungsgefahren, nämlich der Tröpfcheninfektion und der direkten Bakterienübertragung.
So oft es Ihnen möglich ist, sollten Sie außerdem rohen Knoblauch essen. Wissenschaftlich konnte festgestellt

werden, daß Knoblauch fast ebenso gut bakterientötend wirkt wie Penicillin. Auch wenn Sie bereits eine Erkältung in sich spüren, können Sie durch reichlich Knoblauch den Krankheitsverlauf entscheidend abkürzen. Essen Sie dann mindestens 5 bis 6 Zehen auf einmal. Wenn Sie den zerdrückten Knoblauch dabei zum Beispiel mit Quark oder mit warmen Nudeln — am besten mit Vollkornnudeln — vermischen, verliert er nicht nur seine Schärfe, sondern verleiht Ihrer Mahlzeit auch einen hervorragenden Geschmack.

Die Wirkstoffe des Knoblauchs dringen über die Blutbahn in den gesamten Körper ein, desinfizieren dabei die Bronchien, die Lunge und auch die Nasenschleimhäute. Auf diese Weise wird eine beginnende Erkältung sehr schnell vertrieben und kann oft schon zum Verschwinden gebracht werden, noch bevor sie sich so richtig breitmachen kann.

Zur Unterstützung der Behandlung sollten Sie viel Salbei- und/oder Lindenblütentee trinken. Salbei schützt die entzündeten Mundschleimhäute, und Lindenblütentee aktiviert den Stoffwechsel und führt zu verstärktem Schwitzen. Auf diese Weise können Sie Ihren Körper von innen her reinigen.

Stoffwechselaktivierend wirkt außerdem ein ansteigendes Fuß- und Armbad. Beginnen Sie dabei mit 37 Grad warmem Wasser, und steigern Sie die Wassertemperatur langsam auf 42 Grad, indem Sie heißes Wasser zulaufen lassen. Waschen Sie sich anschließend kalt ab, und kleiden Sie sich danach warm an.

Bevor Sie ins Bett gehen, sollten Sie unbedingt daran denken, Ihre Schlafzimmerluft möglichst bakterienfeindlich zu gestalten. Sie brauchen keine desinfinzierenden Sprays zu verwenden, von denen man ja nie genau weiß, was für Nebenwirkungen sie verursachen können. Um Ihre Schlafzimmerluft bakterienfeindlich zu machen, reicht es

zuerst einmal, wenn Sie täglich 10 Minuten lang gründlich lüften, vor allen Dingen aber, bevor Sie schlafen gehen. Hängen Sie dann feuchte Tücher über die Heizung. Sie erzielen damit eine frische, aber auch sehr gut angefeuchtete Zimmerluft. Diese feuchte Luft tötet nicht nur möglicherweise vorhandene Bakterien ab, sondern sie verhindert auch das Austrocknen der Schleimhäute und mindert damit die Ansteckungsgefahr.
Nicht zuletzt möchte ich Ihnen aber noch eine besondere Schutzmaßnahme gegen Erkältungen und alle anderen Arten von Infektionen empfehlen: nämlich eine regelmäßige Injektionskur mit Thymus-Extrakt. 20 Spritzen mit Thymus-Extrakt sorgen jedes Jahr wieder dafür, daß Ihr Körper in vermehrtem Maß die für unsere Abwehrkräfte so wichtigen T-Lymphozyten bilden kann. Damit werden dann genügend schlagkräftige »Soldaten« zur Verfügung gestellt, um jeden Angriff von Bakterien und Viren erfolgreich abzuschlagen. Gerade jetzt zum Herbstbeginn ist eine derartige Kur besonders wichtig, denn sie stärkt Ihr Immunsystem nicht nur für den ganzen Herbst, sondern auch für den kommenden Winter bis weit hinein ins nächste Frühjahr.

39 Herbstkrankheit Bronchitis — was tun, wenn die Luft wegbleibt?

Gerade jetzt im Herbst leiden viele Menschen wieder unter Entzündungen der Bronchien (Bronchitis), die oftmals gar nicht bemerkt wird, da sie durchaus nicht immer mit Husten einhergehen muß. Eine gründliche Untersuchung muß also zuerst Klarheit schaffen. Durch Abhören, Abklopfen und Röntgenuntersuchungen kann der Arzt schnell feststellen, ob Ihre Bronchien entzündet sind.

Auch mit naturmedizinischen Diagnosemethoden, wie der Kirlian-Fotografie oder Irisdiagnose, ist es möglich, eine Bronchitis aufzudecken.
Hat man bei Ihnen eine Bronchitis diagnostiziert, sollten Sie sich unbedingt davor hüten, gleich zu chemischen Arzneimitteln zu greifen. Antibiotika oder Cortison könnten Ihnen im Moment zwar schnell helfen, schaden Ihnen aber auf Dauer mehr als sie Ihnen nützen. Penicillin zum Beispiel zerstört nicht nur die bronchitisauslösenden Bakterien, sondern vernichtet auch Ihre Darmbakterien, die der Darm unbedingt zum gesunden Funktionieren braucht.
Ist es durch Einsatz von Antibiotika erst einmal zu einer gestörten Bakterienbesiedelung der Darmschleimhaut gekommen, so hat das Folgen. Die Dysbakterie kann alle möglichen Krankheiten nach sich ziehen. Die Palette reicht hier von Verstopfung bis zu Durchfall und dadurch ausgelösten Herz- und Atmungsbeschwerden, Kopfschmerzen, Migräne, Rheuma und vielem anderen mehr.
Machen Sie deshalb schon bei den ersten Anzeichen einer Bronchitis mehrmals täglich Inhalationen mit Kamillen- oder Thymiandämpfen. Sehr wirkungsvoll ist auch japanisches Heilpflanzenöl, von dem Sie 3 Tropfen auf 1 Liter heißes Wasser geben müssen. Inhalieren Sie dann die aufsteigenden Dämpfe.
Auch die gute alte Schwitzkur kann helfen. Nehmen Sie zuerst einmal ein Bad mit Thymian-Zusatz. Die Wassertemperatur sollte ungefähr 38 Grad betragen. Gehen Sie anschließend ins Bett und schwitzen Sie ordentlich. Trinken Sie dazu noch schweißtreibenden Lindenblütentee. Nach einer halben Stunde sollten Sie sich dann kalt abduschen und die Wäsche wechseln. Anschließend müssen Sie noch einmal für mindestens eine Stunde ins Bett, um die Behandlung nachwirken zu lassen. Ein altes Hausmittel gegen Bronchitis ist auch, den Saft von 3 Zitronen

mit einer Handvoll Petersilie und 2 Teelöffeln Honig am Abend anzusetzen und am nächsten Tag teelöffelweise einzunehmen.
Sitzt der Schleim auf den Bronchien zu fest, sollten Sie zum Knoblauch greifen. Hacken Sie dazu 2 Knoblauchzehen klein und geben Sie einen Teelöffel Honig dazu. 3mal täglich sollten Sie sich so eine Portion über einen längeren Zeitraum schmecken lassen. Die desinfizierende Wirkung des Knoblauchs wird sich schon bald bemerkbar machen, und Sie werden feststellen, daß Ihre Bronchien freier werden. Und keine Angst: Wenn Sie zu Hause sind, wird sich keiner an Ihrem Knoblauchduft stören. Wenn Sie aber auf diese Art Ihre Bronchitis nach 2 bis 3 Tagen noch nicht auskuriert haben, sollten Sie unbedingt einen Arzt oder Heilpraktiker aufsuchen. Das gilt natürlich auch, wenn die Bronchitis gleich zu Anfang mit Husten oder gar Fieber auftritt. Hier wäre es zu gefährlich, ohne genaue Diagnose an sich selbst herumzudoktern.
Vorsichtig sollten Sie auch sein, wenn Ihre Bronchitis chronisch ist, sich also immer wieder bemerkbar macht. In solchen Fällen muß nämlich vermutet werden, daß Ihre körpereigene Abwehrkraft so sehr geschwächt ist, daß sie mit der Krankheit nicht mehr fertig werden kann. Sie ist also nicht mehr in der Lage, sich gegen die Bakterien zur Wehr zu setzen. Natürlich können und müssen Sie dagegen etwas unternehmen. Am besten eignen sich morgendliche heiß-kalte Wechselduschen mit anschließendem Trockenbürsten in Richtung Herz. Das regt den Kreislauf an und härtet ab.
Auch sportliche Tätigkeit an der frischen Luft ist dringend zu empfehlen, da es die Abwehrkraft stärkt. Wichtig ist dabei die richtige Bekleidung. Vermeiden Sie Kunstfaser, da es hier zu einem Wärmestau kommt, der die Erkältungsgefahr und damit das Risiko für eine Bronchitis noch erhöht. Bevorzugen Sie also Naturfasern aus Baumwolle

oder Leinen. Ziehen Sie sich so an, daß Sie sich unterwegs, wenn nötig, ohne Probleme wieder ausziehen können. So passen Sie sich Ihrem Wärmehaushalt an und vermeiden, wenn Sie erst einmal richtig warm geworden sind, übermäßiges Schwitzen.

Denken Sie im kommenden Winter auch daran, sich immer mal wieder mit Schnee abzureiben. Der Kältereiz und die darauffolgende verstärkte Durchblutung fördern nämlich die körpereigene Cortisonbildung und sorgen so für ein intaktes Immunsystem.

Besonders empfehlenswert zur Steigerung der körpereigenen Abwehrkraft ist auch eine Injektionskur mit Thymus-Gesamtextrakt nach Dr. Sandberg. Hier wird Ihnen der Thymus-Extrakt junger Kälber eingespritzt. Dieser Kalbsthymus sorgt dafür, daß die Funktionsfähigkeit Ihrer eigenen Thymusdrüse wieder nachhaltig verbessert wird. Und das ist sehr wichtig, denn die Thymusdrüse produziert die schlagkräftigsten Abwehrsoldaten unseres körpereigenen Immunsystems, nämlich die T-Lymphozyten. Sie sorgen dafür, daß eingedrungene Krankheitserreger schnellstmöglich bekämpft und vernichtet werden, und tragen so ganz wesentlich dazu bei, vorhandene chronische Entzündungen endlich auszukurieren.

Wichtig dabei ist jedoch — und darauf sollten Sie unbedingt achten —, daß Sie sich den Original-Thymus-Extrakt nach Dr. Sandberg geben lassen. Diesen Original-Extrakt gibt es nicht in der Apotheke zu kaufen, sondern er muß nach den Regeln von Dr. Sandberg jeweils selbst hergestellt werden. Dafür muß Ihr Arzt oder Heilpraktiker entweder selbst über ein geeignetes Labor verfügen oder sich einer Laborgemeinschaft angeschlossen haben, die über ein speziell zur Herstellung des Thymus-Extraktes eingerichtetes Labor verfügt. Das ist zwar ein erheblicher Aufwand, doch es lohnt sich, denn der Thymus-Extrakt stärkt nicht nur die körpereigene Abwehrkraft, sondern reguliert auch das vegetative Nervensystem, bekämpft schädliche Streß-Folgen, steigert die Lebenslust und verlangsamt nachweisbar den Alterungsprozeß. Damit steigt dann nicht nur die Lebenserwartung des Patienten, sondern auch seine Lebensqualität.

Auch wenn die Bronchitis Sie schon kräftig erwischt hat, müssen Sie nicht zu chemischen Arzneien greifen. Der naturheilkundlich orientierte Behandler kann Ihnen hier mit natürlichen Heilverfahren weiterhelfen. Sehr wirkungsvoll ist zum Beispiel die Behandlung mit der Ultrarot-A-Tiefenbestrahlung (Hyperthermie). Sie bewirkt eine kräftige Überwärmung der Bronchialschleimhäute. Die Folge davon ist, daß die Entzündungen in den Bronchien gründlich auskuriert werden können und sich das geschädigte Bronchialgewebe wieder regeneriert. Die durch die Überwärmung erzielte deutliche Durchblutungssteigerung sorgt dann unter anderem dafür, daß die Abbauprodukte von Entzündungen und Schleimpartikeln schneller beseitigt werden. Die Folge ist, daß auch die Verschleimung der Bronchien deutlich nachläßt.

Unterstützt werden kann diese Behandlung auch noch durch gleichzeitiges Inhalieren von proteolytischen Enzymen. Diese speziellen Enzyme haben die Eigenschaft, krankhaft veränderte Körperzellen, also auch entzündete Zellen, abzubauen und aufzulösen. Auch dadurch wird der festsitzende Bronchialschleim in den Bronchien beseitigt und die vorhandene Entzündung auskuriert. Zusätzlich bewirken die proteolytischen Enzyme auch noch eine deutliche Steigerung der natürlichen körpereigenen Abwehrkräfte.

Natürlich können und sollen Sie auch in einem akuten Stadium die Behandlungsmaßnahmen Ihres Therapeuten selbst nach eigenen Kräften unterstützen. Gegen einen kräftigen Husten hilft es oftmals, wenn Sie frischen Zwiebelsaft mit etwas zerstoßenem Kandis vermengen. Von

dem dadurch entstandenen Sirup sollten Sie stündlich einen Teelöffel voll einnehmen.
Besonders empfehlenswert ist auch ein Tee aus 5 Gramm Thymiankraut und Wollblumenblüten sowie 20 Gramm Schlüsselblumenwurzeln und Huflattichblättern. Den Aufguß dieses Tees sollten Sie kurz vor dem Trinken noch mit Honig süßen.
Auch gegen Fieber gibt es altbewährte Hausmittel, die ihre Wirkung immer wieder unter Beweis gestellt haben. Machen Sie deshalb bei einer fiebrigen Bronchitis kalte Wadenwickel. Schon unsere Urgroßeltern wußten, daß damit hohes Fieber schnell wieder normalisiert werden kann.
Ansonsten ist es nicht ratsam, Fieber künstlich zu senken. Schon Paracelsus, der berühmte Arzt des Mittelalters, hat einmal gesagt: »Gebt mir künstliches Fieber, und ich heile alle Krankheiten«. Er wußte schon damals, daß Fieber eine natürliche Heilreaktion des Körpers ist. Durch die hohe Körpertemperatur werden Krankheitserreger in ihrer Lebensfähigkeit beeinträchtigt und können so von den körpereigenen Abwehrsoldaten schneller vernichtet werden. Aus diesem Grund ist es sogar ratsam, bei ausbleibendem Fieber die Körpertemperatur künstlich zu erhöhen. Hier reicht oftmals schon ein Heizkissen, das Sie sich auf Brust und Rücken legen. Auch das anfangs erwähnte Thymian-Bad hilft, die Körpertemperatur zu steigern und es den Krankheitserregern in Ihrem Organismus so ungemütlich wie möglich zu machen.

Gesund im Oktober

40 Machen Sie wieder mal eine Traubenkur

Jetzt werden die Tage wieder kürzer, das Wetter schlechter. Nebel, Regen und die zunehmende Kälte machen uns allen zu schaffen, und wer nicht hundertprozentig fit ist, wird jetzt schnell mit einer Grippe Bekanntschaft machen. Noch ist unser Körper verwöhnt von dem schönen warmen Sommerwetter. Damit er nun aber auch die kalte Jahreszeit gut übersteht, ist jetzt die Zeit für ein richtiges »Großreinemachen« gekommen. Zum beginnenden Herbst eignet sich dafür nichts besser als eine Traubenkur.

Immer wieder fahren jedes Jahr Tausende Menschen nach Meran, um sich dort einer solchen Traubenkur zu unterziehen und das noch milde Wetter zu genießen. Doch diese Reise müssen Sie nicht unbedingt auf sich nehmen, denn eine Traubenkur können Sie auch jetzt bei uns in Deutschland jederzeit ohne Schwierigkeiten durchführen. Allmählich sind nämlich auch die letzten Trauben an unseren heimischen Weinstöcken gereift und werden überall preiswert zum Kauf angeboten. Greifen Sie also zu, denn die Traubenernte ist nur einmal im Jahr, und eine Traubenkur ist eine hervorragende Blutreinigung, die jede Zelle Ihres Körpers aktiviert und Ihren Organismus auf Herbst und Winter bestens vorbereitet. Mit Freude werden Sie übrigens dann auch feststellen, daß Sie problemlos ein paar Pfunde wieder loswerden, die Sie sich im Urlaub vielleicht »angefuttert« haben. Doch diese Gewichtsabnahme ist nur eine positive Nebenwirkung der Traubenkur, die ansonsten für unseren ganzen Organismus ein wahrer Jungbrunnen ist.

Schon bald werden Sie nämlich feststellen, daß sich Ihre gestörte Verdauung reguliert, daß auch Fettansatz verschwindet und daß wäßrige Pölsterchen und Schwellungen an Ober- und Unterschenkeln immer weniger werden. Rheumatische Beschwerden klingen während einer Traubenkur regelmäßig ab, da die Trauben den Körper entsäuern. Magenbrennen und Sodbrennen hören aus diesem Grund ebenfalls auf, und selbst sich anbahnende entzündliche Prozesse im Magen-Darm-Bereich werden schnell geheilt. Auch Unreinheiten der Haut oder gar Hautausschläge werden durch eine Traubenkur sichtbar gebessert.

Wer unter Herzleiden zu klagen hat, kann sich mit einer Traubenkur auch etwas Gutes tun. Durch die Traubenkur gelangen nämlich größere Wasseransammlungen zur Ausscheidung, die ansonsten eine Belastung für den Herzmuskel darstellen. Gleichzeitig bessern sich auch die Kreislaufverhältnisse, und der Blutdruck wird normalisiert. Überhaupt wird der Körper von Giftstoffen entschlackt. Darmkatarrhe werden gebessert, chronische Durchfälle beseitigt und Leberschäden gelindert. Sehr wirkungsvoll ist die Traubenkur auch zur Vorbeugung gegen Gallensteine, Nieren- und Blasensteine. Selbst eine beginnende Arterienverkalkung, die ja in unserer Wohlstandsgesellschaft immer häufiger wird, kann mit einer Traubenkur wirksam behandelt werden. Wer diese Kur regelmäßig jedes Jahr wiederholt, außerdem noch eine gesunde Lebensweise einhält und Alkohol, Nikotin und andere Suchtgifte soweit es geht vermeidet, wird auch im Alter noch von der Arterienverkalkung verschont bleiben. Doch die Traubenkur schützt nicht nur vor der Arteriosklerose, sondern hilft auch gegen Blutarmut, unter der heute ebenfalls immer mehr Menschen zu leiden haben. Es spricht also alles dafür und nichts dagegen, regelmäßig im Herbst eine Traubenkur zu machen. Und daß diese Kur nicht nur gesund, sondern auch sehr schmackhaft ist, brauche ich ja wohl nicht extra zu erwähnen.

Was also ist zu tun? Bei der üblichen Traubenkur werden über 1 bis 2 Wochen täglich 1 bis 3 Kilogramm frische, reife und natürlich auch gut gewaschene Weintrauben gegessen. Allerdings sollen dabei nur der Saft und das Fleisch der Früchte, nicht aber die Kerne und die Schale verwendet werden.

Beginnen Sie Ihren Traubentag schon morgens, indem Sie ein Kilogramm Trauben zu sich nehmen. Erst eine Stunde später sollten Sie frühstücken und eine Tasse Kräutertee trinken. Generell muß gesagt werden, daß Sie außer den Trauben möglichst wenig essen sollten. Je weniger, desto besser!

Am Vormittag können Sie dann wieder ein $1/4$ bis $1/2$ Kilogramm Weintrauben essen. Das gleiche dann noch einmal eine Stunde vor dem Mittagessen, im Laufe des Nachmittags und schließlich eine Stunde vor dem Nachtmahl. Bevorzugen Sie leichte Kost. Fette, saure oder gewürzte Speisen sind streng verboten. Ebenso alle Salatarten, Alkohol, Essig und kohlensäurehaltige Getränke.

Verzichten sollten Sie auch auf Wasser und Milch. Die Regel heißt: Je weniger Sie außer den Trauben an Speisen und Getränken zu sich nehmen, desto besser ist die Wirkung der Kur! Der eine oder andere wird vielleicht nun sagen, daß er für eine zweiwöchige Kur keine Zeit hat. Nun, dann können Sie sich auf 2 bis 3 Tage beschränken. In dieser Zeit sollten Sie dann aber eine strenge Traubenkur

machen und gänzlich auf alle anderen Speisen und Getränke verzichten.
Eine Alternative zur Traubenkur ist die Kur mit frischem Traubensaft. Sie ist vor allen denjenigen zu empfehlen, denen es lästig ist, ständig die Traubenschalen und Kerne wieder auszuspucken. Frischen Traubensaft gewinnen Sie am besten, indem Sie die Trauben in einen Kalt-Entsafter (Zentrifuge) geben. Und damit hier keine Mißverständnisse aufkommen: Frischer Traubensaft ist selbstverständlich alkoholfrei und auch nicht konserviert. Auch hier sollten Sie 2 bis 3 Kilogramm Trauben verarbeiten — aber natürlich darf es auch gerne etwas mehr sein. Mit dem Traubensaft haben Sie übrigens eine gute Gelegenheit, Ihrem Körper größte Mengen an Vitamin A, B oder C und Mineralstoffe in hochkonzentrierter Form und kleinstem Volumen zuzuführen. Vitamin A ist gut für die Blutgefäße und stärkt die Sehkraft der Augen, Vitamin B kräftigt die Nerven, und Vitamin C aktiviert die körpereigenen Abwehrkräfte. Alles in allem sind Sie mit diesem Vitaminstoß für die dunklen, feuchtkalten und trüben Herbsttage bestens gewappnet.

41 Das Kreuz mit dem Kreuz

Jetzt im Herbst trifft er wieder viele Menschen, der Hexenschuß. Meistens ist die eigene Unvernunft schuld an den plötzlich auftretenden Kreuzschmerzen. Ein Hexenschuß kommt nämlich nicht von ungefähr, sondern tritt immer dann auf, wenn zum Beispiel die Lendenwirbelsäule nach starkem Schwitzen zu schnell abkühlt und sich die Muskulatur verspannt. Im Herbst, in dem die meisten Menschen sich immer noch sommerlich-luftig anziehen, kann eine derartige Unterkühlung sehr schnell auftreten.

Die zweite Ursache für den Hexenschuß ist das Verrutschen der Lendenwirbel, die durch eine ungeschickte Bewegung aus ihrer ursprünglichen Lage herausgedrückt werden. In beiden Fällen spüren die »Opfer« plötzlich einen stechenden Schmerz im Kreuz, der sie massiv daran hindert, sich aus dem Bücken wieder aufzurichten.
Ist eine Unterkühlung schuld, haben sich die Rückenmuskeln derart verkrampft, daß sie die aufrechte Haltung nicht mehr zulassen und der Patient nur noch in gebückter Haltung halbwegs schmerzfrei ist. Hat sich jedoch die Wirbelsäule verschoben, drücken die aus ihrer eigentlichen Position herausgerutschten Wirbel meistens auf den Ischiasnerv, bzw. auf eine der Ischiaswurzeln. Auch dieser Schmerz hindert den Patienten daran, sich aufzurichten. Gleichzeitig aber zieht der Schmerz auch in das rechte oder linke Bein hinein und kann sich bis zum Fuß bemerkbar machen.
Wichtig zur Selbsthilfe ist hier das Auflegen einer Wärmflasche oder eines heißen Heusacks auf die schmerzende Rückenpartie. Die Wärme entspannt die Muskulatur allmählich, so daß die Schmerzen nachlassen und die Beweglichkeit meist wieder etwas zunimmt. Neben so einem heißen Heusack hilft meistens auch ein warmes Bad mit Rosmarinöl oder das Bestrahlen der Kreuzgegend mit Rotlicht. Vorher sollte die Lendenwirbelgegend noch intensiv mit einer Trockenbürste massiert werden, bis die Haut schön rot geworden ist.
Die Erfahrungsheilkunde lehrt uns auch, bei derartigen Lendenwirbelsäulenschmerzen eine Zwiebelauflage auf die Wirbelsäule zu machen. Dazu werden Zwiebeln in Scheiben geschnitten und mit Wasser weichgekocht. Danach gießt man sie durch ein Sieb ab und läßt sie über Dampf abtropfen, so daß die Zwiebeln heiß bleiben. Die Zwiebeln werden anschließend in ein Gazetuch gewickelt und dann so heiß wie möglich auf den Rücken ge-

legt. Darüber kommt ein Handtuch zum Abdecken. Die Auflage sollte immer wieder erneuert werden, wenn sie allmählich abgekühlt ist.
Ein Problem für die meisten Betroffenen ist es, nachts wenigsten einigermaßen schmerzfrei schlafen zu können. Hier hat es sich bewährt, die Rückenlage einzunehmen und sich eine Kissenrolle unter die Kniekehlen schieben zu lassen. Durch die leichte Anwinkelung der Beine wird eine Überdehnung der Bein- und Rückennerven vermieden.
Ein Hexenschuß geht leider nie so schnell, wie er gekommen ist. Handelt es sich um eine reine Muskelverspannung, so löst sie sich erst im Laufe der nächsten Tage allmählich wieder auf. Beschleunigen können Sie den Entspannungsprozeß durch eine spezielle Teemischung aus Schafgarbe, Holunder, Johanniskraut, Birkenblättern, Wacholder, Löwenzahn und Weidenrinde. Bereiten Sie daraus einen Absud zu und trinken Sie 3mal täglich eine Tasse schluckweise aus.
Natürlich wird Ihnen das alles nicht weiterhelfen, wenn der Hexenschuß nicht durch die Muskelverspannung, sondern durch eine Verschiebung der Wirbelsäule entstanden ist. Schon eine ungeschickte Bewegung, zum Beispiel beim Tennisspielen, beim Absteigen vom Fahrrad, beim Kegeln oder ganz einfach beim Aussteigen aus dem Auto kann dafür sorgen, daß ein Wirbel aus seiner ursprüngliche Lage herausspringt und nun plötzlich auf einen Nerv drückt. Auch hier sind die genannten Maßnahmen zur »Ersten Hilfe« durchaus angebracht, können aber dauerhaft nur hilfreich sein, wenn der »herausgesprungene« Wirbel wieder in seine richtige Lage zurückversetzt wird. Mitunter geschieht das von ganz alleine, wenn nämlich die verkrampfte Muskulatur und die verspannten Bänder wieder lockerer geworden sind. Wer das Glück dieser Selbstheilung jedoch nicht hat, dem bleibt letztendlich

nichts anderes übrig, als zu einem Arzt oder Heilpraktiker zu gehen, der sich auf Chiropraktik oder Neuraltherapie versteht.
Empfehlenswert ist es in solchen Fällen jedoch immer, vorher eine Röntgenaufnahme anfertigen zu lassen. Neben einem verrutschten Wirbel kann nämlich auch ein Bandscheibenvorfall die Ursache der plötzlich auftretenden Schmerzen sein. Hier ist dann mit Manipulationen an der Wirbelsäule oder auch Injektionen sehr vorsichtig zu verfahren. In schlimmen Fällen kann sogar nur eine Operation den Bandscheibenvorfall wieder beseitigen. Glücklicherweise ist das nur sehr selten notwendig, denn ein solch ausgeprägter Bandscheibenvorfall ist nur die Ausnahme beim Hexenschuß.
Ist nun einwandfrei festgestellt worden, welcher Wirbel sich verschoben hat, wird der Behandler zuerst in dem schmerzhaften Gebiet entlang der Wirbelsäule Injektionen mit einem Neuraltherapeutikum machen, das schmerzlindernd wirkt, die Durchblutung der Muskulatur anregt und die Verkrampfungen löst. Nur bei einer entspannten Muskulatur ist nämlich die Chiropraktik möglich. Dann aber können schon einige wenige, geschickt angesetzte Griffe des behandelnden Arztes die verrutschten Wirbel wieder mit leisem Knacken in ihre eigentliche, richtige Position zurückbewegen. Damit klingen dann meist auch die Schmerzen nach kurzfristiger »Erstverschlimmerung« wieder ab.
Um nun zu verhindern, daß die Wirbel wieder aus ihrer richtigen Lage herausspringen, empfiehlt es sich, abschließend die Rückenmuskulatur zu massieren oder — was noch besser ist — zu baunscheidtieren. Dafür wird die Haut mit einem speziellen Gerät leicht angestichelt und anschließend mit einem Hautreizöl eingerieben. Auf diese Weise entsteht ein künstlicher Hautausschlag und eine deutliche Durchblutungssteigerung der gesamten

Muskulatur. Über die entstehenden Pusteln können Entzündungsrückstände und Stoffwechselschlacken aus dem Gewebe über die Haut ausgeschieden werden. Der Heilungsverlauf wird damit wesentlich beschleunigt, und die nachhaltige Entspannung der Muskulatur verhütet meist ein erneutes Herausspringen der eingerenkten Lendenwirbel.

42 Sauerstoff-Immun-Stimulation — Vitalität bis ins hohe Alter

Immer häufiger ist heute die Rede von der körpereigenen Abwehrkraft des Menschen. Dies nicht nur im Zusammenhang mit Aids, sondern auch mit den häufiger vorkommenden Krankheiten Rheuma oder Krebs. Doch die körpereigene Abwehrkraft spielt nicht nur bei diesen schweren Krankheiten eine ganz wesentliche Rolle. Sie trägt auch dazu bei, uns vor den kleinen Unpäßlichkeiten des Alltags zu schützen. Eine intakte körpereigene Abwehrkraft bewahrt uns nämlich gerade jetzt im Herbst und Winter vor ständigen Erkältungskrankheiten, vor Infektionen und auch vor den schädlichen Einflüssen der immer mehr zunehmenden Umweltgifte. Schon vor einiger Zeit fand man nun im Dresdner Forschungsinstitut von Prof. Dr. Manfred von Ardenne heraus, daß die körpereigene Abwehrkraft von zwei ganz wesentlichen Faktoren abhängt: nämlich einem ausreichenden Sauerstoffdruck in Blut und Gewebe und einer gut funktionierenden Thymusdrüse. So konnten dann die Wissenschaftler des Ardenne-Instituts auch nachweisen, daß das schwache Abwehrsystem eines Menschen durch eine Verbesserung des Sauerstoffdrucks und eine Anregung der Thymusdrüse (Bries) wieder regeneriert und normalisiert werden kann. Sie entdeckten aber auch, daß mit dieser kombinierten Therapie, die von Prof. Dr. von Ardenne als »Sauerstoff-Immun-Stimulation« bezeichnet wurde, auch der Alterungsprozeß des Menschen wesentlich verlangsamt werden kann und die meisten Altersbeschwerden deutlich gelindert oder gar verhindert werden können. Bestes Beispiel für die vitalisierende Wirkung dieser Therapie ist der Professor selbst. Mit seinen über achtzig Jahren arbeitet er noch jeden Tag mehrere Stunden in seinem Institut. »Mein Geheimnis ist, daß ich fast jeden Tag die von mir entwickelte Sauerstoff-Mehrschritt-Therapie bei mir selbst einsetze«, verriet er mir bei einem Besuch in seinem Dresdner Institut. »Mit dieser Therapie ist es selbst einem 80-jährigen tatsächlich möglich, wieder den Sauerstoffdruck eines 50-jährigen zu erreichen. Entsprechend dem steigenden Sauerstoffdruck verbessert sich auch die Leistungsfähigkeit des Gehirns und natürlich auch die des ganzen Körpers.«

Wie geht nun die Sauerstoff-Mehrschritt-Therapie vor sich? Glücklicherweise ist die Behandlung so einfach wie wirkungsvoll. Erster Schritt der Sauerstoff-Mehrschritt-Therapie ist es, daß der Patient einen speziellen Cocktail aus Vitaminen und Mineralien bekommt, der es den Körperzellen ermöglicht, wesentlich mehr Sauerstoff aufzunehmen als sonst. Dadurch wird die Ausnutzung des eingeatmeten Sauerstoffs deutlich verbessert. Außerdem werden die Blutgefäße erweitert und die Nährstoffversorgung des Körpers gesteigert.

Zweiter Schritt der Therapie ist es dann, dem Patienten reinen, medizinischen Sauerstoff aus einer Sauerstoff-Flasche über eine Atemmaske zuzuführen. Die Dosierung der Sauerstoffmenge und die Dauer der Inhalation ist dabei individuell verschieden. Gesteigert werden kann die Sauerstoffaufnahme dabei noch durch ein aktives oder passives Kreislauftraining. Bei aktivem Kreislauftraining

fährt der Patient während der Sauerstoff-Inhalation auf einem Standfahrrad. Während er sich abstrampelt, erhöht sich zwangsläufig sein Pulsschlag, und auf diese Weise wird auch mehr Sauerstoff in den Kreislauf abgegeben. Beim passiven Kreislauftraining dagegen wird parallel zur Sauerstoff-Inhalation ein ansteigendes Kreislauf-Fußbad nach Schiele durchgeführt. Es ist heute nachgewiesen, daß es mit diesen Schiele-Bädern möglich ist, die Blut- und Lymphzirkulation um das Vierfache zu beschleunigen. Dadurch kann aber auch bis zu viermal mehr Sauerstoff aufgenommen und über den Blutkreislauf im Körper verteilt werden.
Dritter Schritt der Sauerstoff-Mehrschritt-Therapie ist dann ein anhaltendes Bewegungstraining an der frischen Luft. Dadurch wird das mit Sauerstoff angereicherte Blut überall hingepumpt und kann auch die entferntesten Zellen erreichen.
Diese Behandlung wirkt wie ein Jungbrunnen. Sie erhöht nicht nur die körperliche und geistige Leistungsfähigkeit, sie mindert auch die Folgen von dauerhaftem ungesunden Streß, schützt nachhaltig vor Herzinfarkt und Gehirnschlag, stärkt die Seh- und Hörkraft, vermindert die Stärke und Häufigkeit von Migräne und Kopfschmerzen, verbessert die Ernährung rheumaerkrankter Gelenke — wodurch sie gleichzeitig auch schmerzlindernd wirkt — und verlangsamt den Alterungsprozeß.
»Jeder Mensch über 50 Jahre sollte wenigstens einmal im Jahr seinen Sauerstoffdruck messen lassen«, erläuterte mir Prof. Manfred von Ardenne. »Am Sauerstoffdruck in den Arterien läßt sich nämlich am ehesten messen, inwieweit die Lunge noch fähig ist, das Blut mit Sauerstoff zu beladen.«
Die Messung des Sauerstoffdrucks ist unblutig und völlig schmerzlos. Bei einem jungen, gesunden Menschen sollten die Werte bei 100 Torr (Torr ist die Maßeinheit des

Druckes) liegen. Je mehr der Druck unter diesem Wert liegt, desto mehr ist der Mensch gefährdet, krank zu werden. Und sinken die Werte erst einmal weit unter 70 Torr, dann genügt mitunter schon eine große Streßbelastung, wie zum Beispiel eine Infektion, ein Unfall, eine Vergiftung, eine Operation oder ein seelischer Schock, um den Sauerstoffdruck noch weiter rapide sinken zu lassen. Das aber kann dann lebensgefährlich sein. Wer also einen zu niedrigen Sauerstoffdruck hat, sollte dafür sorgen, daß er durch die Sauerstoff-Mehrschritt-Therapie wieder auf normale Sauerstoffdruckwerte kommt. Damit lassen sich nicht nur die Folgeschäden von Krankheiten kurieren, sondern es kann vor allen Dingen schon das Entstehen von Krankheiten vermieden werden.

Besonders wirkungsvoll ist diese Vorbeugung dann, wenn die Sauerstoff-Mehrschritt-Therapie noch mit einer Thymus-Kur — also Injektionen mit dem Extrakt der Thymus-Drüse — kombiniert wird. Beides sorgt nämlich dafür, daß unsere »Privatarmee«, also spezielle, auf Abwehr trainierte Zellen des Organismus, wieder in die Lage versetzt wird, Krankheitserreger so schnell wie möglich zu vernichten. Der Sauerstoff bewirkt, daß alle Organe und auch unser Bindegewebe wieder ausreichend mit »Brennstoff« beliefert und damit wieder reaktionsfähig werden. Sauerstoffmangel dagegen führt zur Anfälligkeit gegenüber Krankheiten und zu einer vorzeitigen Alterung des gesamten Körpers. Ausreichende Sauerstoffversorgung aber regeneriert nicht nur die Zellen unserer Organe, sondern belebt auch unser Gehirn und unseren Verstand. Deshalb ist die Sauerstoff-Mehrschritt-Therapie eine wichtige Voraussetzung für jeden, der bis ins hohe Alter seine geistige und körperliche Leistungsfähigkeit erhalten will.

Die Thymus-Therapie sorgt nun dafür, daß in der Thymusdrüse wieder ausreichend »T-Lymphozyten« (Thymus-Lymphozyten) gebildet werden, die die wichtigsten »Abwehr-

soldaten« unseres Körpers sind. Vollgetankt mit dem Brennstoff Sauerstoff können sie sich dann in die Schlacht werfen und alle »Eindringlinge« wie Bakterien, Viren usw. angreifen und vernichten.
Die Wirkung dieser Kombinationstherapie aus der Sauerstoff-Mehrschritt-Behandlung und dem Thymus-Gesamtextrakt (THX) ist damit so stark, daß auch eine chronische Bronchitis oder andere Organentzündungen ebensogut ausgeheilt werden können wie Stoffwechselerkrankungen oder eine allgemeine Infektionsanfälligkeit. Selbst bei so schweren Erkrankungen wie Rheuma oder Krebs hat sich diese Therapiekombination, die der Dresdner Wissenschaftler und »Erfinder« dieser Methode als »Sauerstoff-Immun-Stimulation« bezeichnet, immer wieder hervorragend bewährt. Selbst Krankheiten, die nur indirekt mit der körpereigenen Abwehr zu tun haben, lassen sich damit gut behandeln. Dazu gehören Herz-Kreislauf-Erkrankungen ebenso wie Durchblutungsstörungen der Gefäße und des Herzens, Herzmuskelschwäche, Abnutzungserscheinungen der Wirbelsäule und der Gelenke usw. Ganz wichtig ist diese Therapiekombination natürlich zur Vorbeugung von Krankheiten, denn ihr breiter Wirkungsbereich sorgt nachhaltig dafür, daß das Krankheitsrisiko verringert wird. Jeder sollte also schon auf die ersten Alarmsignale achten, die eine Schwächung des Immunsystems ankündigen. Am sichersten sind natürlich spezielle Blutuntersuchungen, die Klarheit über die Situation des Immunsystems geben. Es gibt jedoch Anzeichen, auf die Sie selbst achten können. Immer, wenn Sie schnell ermüden und unter mangelndem Elan leiden, wenn Sie anfällig gegenüber Infekten sind, wenn »banale« Krankheiten bei Ihnen länger bestehen bleiben als bei anderen Menschen oder wenn vorhandene Wunden schlechter ausheilen als gewöhnlich, dann besteht der dringende Verdacht, daß Ihr Abwehrsystem schon geschädigt ist.

Eine rechtzeitig durchgeführte Sauerstoff-Immun-Stimulation kann hier weitere Schäden verhindern, die bestehenden Störungen beseitigen und vor allen Dingen dafür sorgen, daß der Alterungsprozeß verlangsamt wird. Denn ebenso wie Sauerstoff ist auch Thymus-Gesamtextrakt ein wahrer »Jungbrunnen« für den Körper. Wesentlich dafür ist das in der Thymusdrüse gebildete Thymushormon Thymusin. Bedauerlicherweise aber läßt die Tätigkeit der Thymusdrüse ab der Pubertät immer weiter nach. Damit aber verringert sich auch die Menge des gebildeten Thymus. Das Altern ist somit vorprogrammiert. Durch Injektionen von Thymus-Gesamtextrakt (THX) — also des Extraktes der Thymusdrüse (Bries) — ist es nun aber wieder möglich, die Thymusdrüse zu reaktivieren und zur verstärkten Tätigkeit anzuregen. Sie bildet nun wieder nicht nur vermehrt abwehrsteigernde T-Lymphozyten, sondern auch Wirkstoffe, die den Alterungsprozeß bremsen. Zur Thymus- Therapie werden heute verschiedene Präparate verwendet. Es gibt sowohl fertige Ampullen als auch Dragees mit Thymus-Extrakt in der Apotheke zu kaufen. Die beste Wirkung aber bringt erfahrungsgemäß der Thymus-Gesamtextrakt, der aus frischem jugendlichen Kalbsthymus hergestellt worden ist. Um ihn zu gewinnen, ist aber ein speziell ausgerüstetes und damit teures Labor notwendig. Die Kosten für den einzelnen Therapeuten, der für seine Patienten den Thymusextrakt herstellen muß, sind dabei so hoch, daß die Therapie kaum zu bezahlen wäre. Aus diesem Grund haben sich vor einiger Zeit eine Reihe von Thymus-Therapeuten in der »Deutschen Gesellschaft für Thymus-Therapie e.V.« zusammengeschlossen und ein Gemeinschaftslabor eingerichtet. Hier nun können die Mitglieder der Gesellschaft relativ kostengünstig ihr eigenes Präparat herstellen und an ihre Patienten weitergeben.

Der so gewonnene Thymus-Gesamtextrakt wird dabei

ebenso kontrolliert wie jedes andere Arzneimittel. Jede Produktion wird von unabhängigen Kontrollinstituten genauestens untersucht und erst dann zur Behandlung freigegeben, wenn absolute Sterilität und Unbedenklichkeit des Präparates garantiert ist. Da der Kalbsthymusextrakt nach der Herstellung sofort in Flüssig-Stickstoff bei minus 160 Grad schockgefroren wird, kann auf Konservierungsmittel verzichtet werden. Kurz vor der Behandlung werden die fertigen Spritzen durch Auftauen aus dem »Kälteschlaf« geholt und sofort verbraucht. Die Verträglichkeit des Präparates ermöglicht es, daß die Behandlung ambulant durchgeführt werden kann. In der Regel werden innerhalb von 5 Wochen bis zu 20 Spritzen in den Gesäßmuskel verabreicht. Keine Sorge, die Behandlung ist nahezu schmerzlos.

Schon nach 2 bis 3 Wochen spüren die behandelten Patienten eine deutliche Besserung des Allgemeinbefindens. Doch das Wichtigste dabei ist, daß die Wirkung der Therapie sehr lange vorhält. Insbesondere in der Kombination mit der Sauerstoff-Mehrschritt-Therapie ist bei den Patienten eine deutliche Vitalisierung und Steigerung der körpereigenen Abwehr festzustellen, die oftmals über Monate und Jahre anhält. Die Sauerstoff-Immun-Stimulation aus der Sauerstoff-Mehrschritt-Therapie und der Thymus-Gesamtextrakt sorgen nämlich dafür, daß das Abwehrsystem wieder störungsfrei arbeitet. Als Folge davon heilen die vorhandenen Krankheiten wesentlich schneller aus, treten deutlich weniger neue Krankheiten auf und wird der Alterungsprozeß spürbar verlangsamt. Da wird wahr, was sich schon Paracelsus wünschte: dem Leben mehr Jahre und den Jahren mehr Leben zu schenken.

43 Der Apfel — die vergessene Arznei

Die Herbstzeit ist Apfelzeit. Doch was gibt es über den Apfel schon zu berichten, werden Sie vielleicht denken, wenn Sie diese Überschrift gelesen haben. Sicher, den Apfel kennt heutzutage wohl jeder. Doch wahrscheinlich wissen nur die wenigsten, welche phantastischen Heilkräfte in dieser Frucht stecken. So ist der Apfel nicht nur roh, sondern auch in gekochter Form, gebacken oder eingemacht ein äußerst gesundes Obst, das man regelrecht als Heilmittel bezeichnen kann. Besonders Menschen, bei denen der Stuhlgang nicht so recht klappt und die häufig unter Verstopfung leiden, sollten sich an diese Frucht erinnern. Essen Sie jeden Morgen auf nüchternen Magen etwa 1 bis 2 Äpfel. Achten Sie aber darauf, daß Sie die Äpfel gut kauen. Sie sollten Sie roh oder allenfalls leicht gebraten zu sich nehmen. Verwenden Sie jedoch kein Fett und keinen Zucker dazu. Achten Sie auch darauf, daß Sie den Apfel niemals kalt essen, da dies sowohl den Magen als auch die Leber belasten würde.

Verzichten Sie auch darauf, den Apfel zu schälen. Wenn Sie keine ungespritzten Äpfel bekommen können, dann waschen Sie Ihren Apfel vor dem Genuß unter kaltem Wasser gründlich ab. Wenn Sie den Apfel schälen, würden Sie sich nämlich um das so gesunde und notwendige Vitamin C bringen, das in der Apfelschale 6mal mehr enthalten ist als in der Frucht. Aus diesem Grund sollten Sie den Apfel auch nicht übermäßig backen oder braten, da Vitamin C wärmeempfindlich ist und dabei zerstört werden würde.

Trotzdem brauchen wir natürlich auf den so heilsamen Apfelbrei nicht verzichten. Erwärmen Sie ihn jedoch nur ganz leicht. Apfelbrei zählt überhaupt zu den am leichtesten verdaulichen Speisen, die wir kennen. Apfelbrei ist ein hervorragendes Mittel gegen Durchfall. Wenn Sie über einige Tage frisch geschabte Äpfel als alleinige Nahrung zu sich nehmen, werden Sie schon bald erleichert feststellen, daß Ihr Darmkatarrh und Ihr Durchfall verschwinden. Wichtig ist allerdings, daß Sie an den Tagen, an denen Sie nur Apfelbrei essen, auch auf Zucker und alle Flüssigkeiten verzichten. Nur dann kann der Apfel beruhigend auf Ihre Magen- und Darmschleimhaut einwirken und die verstärkte Peristaltik auf natürliche Weise regulieren.

Darüber hinaus ist der Apfel aber noch bei vielen anderen Erkrankungen eine wertvolle Hilfe. So lindert er bei längerem Genuß zum Beispiel Gicht- oder Rheumaerkrankungen. Er bessert außerdem rheumatisch bedingte Leber- und Nierenleiden und beugt vorzeitig beginnenden Alterserscheinungen vor, indem er die Arterienverkalkung verhindert. Auch bei Ekzemen kann der Apfel helfen. Dazu muß reichlich frischer Apfelsaft getrunken werden.

Von großer Heilwirkung ist auch der Apfelschalentee, der nur mit Honig gesüßt getrunken werden sollte. Er dient als nervenberuhigendes Getränk und hilft Fettsüchtigen, Ihre überflüssigen Pfunde loszuwerden, denn er regt den Stoffwechsel an und reinigt das Blut.

Auch in der Volksheilkunde und in alten Kräuterbüchern wird die heilende Kraft des Apfels immer wieder gelobt. So ist beispielsweise zu lesen, daß gebratene Äpfel mit Honig, die warm gegessen werden sollen, sehr gut gegen Heiserkeit wirken. Übernervösen und geistig abgespannten Menschen wird dagegen empfohlen, einen Apfel ungeschält in Stücke zu schneiden, mit einem Liter heißem Wasser zu überbrühen, eine Stunde ziehen zu lassen und dann schließlich 2 bis 3 Teelöffel Honig hineinzurühren. Die Apfelstückchen sollen dann gegessen und anschließend der Apfelsaft schluckweise getrunken werden. Diese wohlschmeckende Arznei stärkt die Nerven und verhilft wieder zu erneuter Konzentration.

Auch bei Würmern ist der Apfel ein wirksames Heilmittel. Hierzu wird frischer Apfelsaft mit Safran vermischt und dann getrunken. Dieses Getränk treibt die Würmer aus dem Leib.
Nicht unerwähnt soll auch die ausgezeichnete Wirkung des Apfels zur Unterstützung einer Raucherentwöhnung bleiben. Wie ich schon in meinem Buch »Raucher-Sofort-Entwöhnung« geschrieben habe, ist bekannt, daß Raucher meist eine Abneigung gegen Äpfel haben. Das liegt daran, daß die nikotinüberladenen Darmschleimhäute des Rauchers auf die Fruchtsäfte des Apfels empfindlich reagieren und dadurch Verdauungsstörungen auslösen. Um derartige Verdauungsstörungen zu verhindern, entwickelt der Körper von sich aus schon eine Abneigung gegen die Äpfel. Überwindet der Raucher aber nun diese Abneigung und läßt sich auch von den anfänglich auftretenden Darmstörungen nicht beeindrucken, sondern ißt für 2 bis 3 Tage ganz konsequent etwa 20 Äpfel pro Tag, so stellt der Raucher schon bald fest, daß sich die anfängliche Abneigung gegen Äpfel plötzlich umgekehrt hat und nun eine Abneigung gegen das Rauchen aufgetreten ist. Diese Abneigung kann so stark werden, daß der Raucher keine Lust mehr hat, zur Zigarette zu greifen.
Wenn Sie also jetzt zur Zeit der Apfelernte wieder Ihren Obstkorb mit duftenden Äpfeln füllen, dann denken Sie doch einmal daran, daß der Apfel nicht nur eine wohlschmeckende Frucht, sondern auch eine sehr wirksame Arznei ist.

Gesund im November

44 Honig — die süße Medizin

Es ist immer wieder erstaunlich, welche Vielfalt von Heilmitteln Mutter Natur für uns bereit hält. Jetzt im November, wenn Nebelschwaden wieder die Landschaft verhüllen und das naßkalte Wetter an unserer Gesundheit und unserem Gemüt nagt, hält die Natur eine süße Medizin für uns parat, die nicht nur gut schmeckt, sondern auch zahllose heilende Wirkungen entfaltet: den Honig.

Schon im Altertum war Honig ein weitverbreitetes Genuß- und Heilmittel. Über die Jahrtausende hinweg konnte er immer wieder seine Heilwirkung bei äußerlicher wie auch innerlicher Anwendung nachdrücklich beweisen. In jüngerer Zeit kamen zwar hin und wieder Stimmen auf, die an der Heilkraft des Honigs Zweifel aufkommen ließen. Manche behaupteten sogar, Honig erzeuge Magenweh, Sodbrennen und andere Magenbeschwerden. Doch diese Nebenwirkungen beim Honiggenuß entstehen nur dann, wenn der Honig nicht mehr naturrein, sondern verfälscht ist. Dieser Honigverschnitt hat jedoch nichts mit dem naturreinen Honig zu tun.

Übrigens — und das sei hier nur am Rande bemerkt — sind die Bienen nicht die einzigen Insekten, die Honig bilden. Auch ihre Verwandten, die Wespen, Hummeln und

Hornissen, produzieren die süße Medizin, doch tun sie uns nicht den Gefallen, ihn wie die Bienen zu sammeln und für uns bereitzulegen. Hauptlieferanten bleiben also die Bienen. Es ist kaum vorstellbar, welche Arbeitsleistung sie vollbringen müssen, um Honig herzustellen. So sind 4000 bis 5000 Bienen einen ganzen Sommer über beschäftigt, damit 1 Kilogramm Honig erzeugt wird. Unterschieden wird zwischen Wald- und Wiesenhonig, Rapshonig, Blütenhonig usw. – je nachdem, wo die Bienen ihren Nektar gesammelt haben. Qualitativ gibt es keinen großen Unterschied zwischen den einzelnen Honigarten – geschmacklich jedoch sind sie sehr verschieden.

Über Geschmack läßt sich bekanntlich streiten, nicht jedoch über die Qualität des Honigs. Sie sollten beim Honigkauf also immer darauf achten, naturreinen Honig zu bekommen. Am besten kaufen Sie Ihren Honig bei einem Ihnen bekannten Imker oder bei den Landesverkaufsstellen der Imkervereine. Dort wird der Honig streng kontrolliert, und Sie können sicher sein, beste Ware zu erhalten.

Wichtig für den Honig ist zum Beispiel, daß er kalt geschleudert wurde. Außerdem darf er keine Zusätze enthalten. In der Regel ist Honig kristallisiert, das heißt körnig, und nicht flüssig. Er fließt bandartig vom Löffel und muß sich schließlich in langen, dünnen Fäden ziehen, die nicht sogleich abreißen dürfen. Naturreiner Honig ist auch wohlriechend. Er ist süß, jedoch nicht aufdringlich. Er ist von klebriger Konsistenz und von der Farbe her goldgelb. Naturreiner Honig kandiert auch leicht und bildet dann eine feste Masse.

Wollen Sie den Honig verflüssigen, dann müssen Sie ihn ganz vorsichtig im Wasserbad auf 40 Grad erhitzen. Aber Achtung! Bei 45 Grad verliert der Honig bereits viele seiner Wirkstoffe. So werden die Vitamine zerstört, die ätherischen Öle verfliegen in der Luft. Durch Aufkochen und Erhitzen verliert der Honig seine Heilkraft. Seine gesunden Vitamine und Fermente werden dabei vollständig zerstört, und die in ihm enthaltene Ameisensäure wird wertlos. Insofern ist also Honig, den Sie zum Backen verwenden, zwar immer noch weniger schädlich als Industriezucker, kann aber keine Heilwirkung mehr entfalten. Das gilt auch für Honig, den Sie in heiße Getränke hineinrühren. Warten Sie deshalb, bis das Getränk auf Trinktemperatur abgekühlt ist, bevor sie es süßen. Dann können Sie den Honig hineinrühren und haben die volle Heilkraft und den vollen Genuß.

Zur Qualität des Honigs gehört auch, daß der Honig reif sein muß. Wenn die Bienen ihren Honig in den Zellen ablagern, ist er nämlich noch lange nicht ausreichend ausgereift und eignet sich noch keineswegs für die Gewinnung und Aufbewahrung. Er enthält dann nicht nur wesentlich weniger Wirkstoffe, sondern auch viel mehr Wasser, was ihn an Gewicht zunehmen läßt. Viel schlimmer aber ist, daß unreifer Honig schon nach kurzer Lagerungszeit anfängt zu gären, sauer wird und verdirbt. Unreifer Honig ist zwar billiger zu kaufen, verursacht aber dann die anfangs schon zitierten Magenbeschwerden und auch Sodbrennen. Außerdem kann er auch die Schleimhäute reizen, da ihm ja die wichtigen Heilwirkungen des reifen Honigs fehlen.

Nur der vollreife Honig enthält die Ameisensäure, die ihm auch seine Haltbarkeit gewährt. Sie sorgt außerdem dafür, daß er eine hohe bakterien- und virentötende Eigenschaft besitzt und fäulniswidrig wirkt. Sie sehen also, daß es besonders wichtig ist, naturreinen und reifen Honig zu bekommen. Es wird übrigens nicht nur unreifer Honig im Handel verkauft, sondern auch verfälschter Honig, der zum Beispiel mit Mohrrübensaft, Kastanienmehl, Roggenmehl, Rübenzuckerlösung oder Stärkesirup versetzt wird, um ihn schwerer zu machen.

Hier einige Tips, wie Sie verfälschten Honig erkennen

können: Mit Wasser verfälschter Honig fließt, wenn Sie ihn auf eine Glasplatte tropfen lassen, sehr schnell auseinander. Naturreiner Honig würde nicht zerlaufen, sondern als plattgedrückter Tropfen auf der Platte kleben bleiben.
Mit Mehl verfälschten Honig können Sie mit Jod erkennen. Schon wenige Tropfen zeigen Ihnen an, welches Mehl dem Honig zugesetzt wurde. Wird der Honig fleischfarbig, so wurde er mit Hülsenfruchtmehl versetzt. Wird er rötlich-blau, so ist ihm Kartoffelmehl untergemischt worden.
Etwas komplizierter ist es herauszufinden, ob der Honig mit Sirup verfälscht wurde. Dazu müssen Sie in einem Gefäß 1 Gramm Honig in 2 Gramm Wasser auflösen. Füllen Sie anschließend 15 Kubikzentimeter Brennspiritus hinzu. Entsteht nun eine milchige Trübung, so können Sie sicher sein, daß dem Honig Stärkesirup beigemischt ist.
Honigverfälschungen sind heute gar nicht so selten auf dem Markt. Sie tragen dann meistens Phantasienamen, wie zum Beispiel »Prinzesshonig«, »Raffinadenhonig« oder auch »Feinster Kristallhonig«. Am besten, Sie lassen die Finger davon und kaufen nur naturreinen Bienenhonig. Nur dieser Honig bietet Ihnen das, was Sie von ihm erwarten: feinsten Geschmack und volle Heilkraft. Bewahren Sie Ihren Honig auch richtig auf, damit er seine Wirkung nicht verliert: am besten in verschlossenen Gläsern, an einem kühlen und trockenen Ort. So gelagert, hält er sich über mehrere Jahre und behält auch seine bakterientötenden Wirkstoffe.
Ein altes Sprichwort behauptet, daß ein Bienenstock 10 Ärzte vertreibt. Das ist kein Wunder, denn die Heilwirkung dieser süßen Arznei ist überaus vielfältig. Naturreiner Honig schmeckt nicht nur gut, er wirkt auch lösend, reinigend, wundheilend und stärkt die körpereigenen Abwehrkräfte. Dabei ist Honig nicht nur sehr nahrhaft, sondern auch leicht verdaulich. Er wirkt blutstillend und hilft,

den Stuhlgang zu normalisieren. Äußerlich angewendet ist Honig vielfach zu gebrauchen. Bekannt ist zum Beispiel das Honigpflaster. Dazu geben Sie etwas Honig auf ein zugeschnittenes Pflaster und kleben es auf eine offene Wunde. Ähnlich wirksam ist Honig auch bei trockener, unreiner Haut oder Akne. Hier hilft die Honigmaske. Mischen Sie dazu einen Eßlöffel Bienenhonig mit etwas Öl zu einem cremigen Brei. Tragen Sie diese Paste dann auf die Haut auf und lassen Sie 20 bis 30 Minuten einwirken. Danach dann warm abwaschen und kalt nachwaschen.

Bei gereizter Haut können Sie den Honig auch mit Kamillentee anrühren und etwas Heilerde zugeben. Den Brei dann ebenfalls als Gesichtsmaske verwenden. Das hilft übrigens auch bei schlaffer, faltiger Haut.

Sehr empfehlenswert ist nach meinen eigenen Erfahrungen in der Praxis die Anwendung eines Honigwickels bei offenen Beinen. Auch hier wird der Honig direkt auf die offene Wunde aufgetragen. Natürlich muß die Wunde vorher gereinigt werden. Dann eine Mullbinde herumwickeln und den Honigverband 3 bis 4 Stunden liegenlassen und danach erneuern.

Wenn zusätzlich noch Hitze im Bein ist und eine starke Entzündung vorliegt, ist der Honig auch sehr wirkungsvoll mit Quark zu kombinieren. Mischen Sie den Honig zu gleichen Teilen mit gekühltem Quark und tragen Sie den Brei dann wie oben angegeben auf die Wunde auf. Wieder eine Mullbinde herumwickeln und den Verband einige Stunden einwirken lassen.

Jetzt im Herbst kann der Honig seine Heilkraft wieder vielfältig unter Beweis stellen. So hilft bei Entzündungen der Bronchien zum Beispiel ein Tee mit Holunder, Huflattich und Schafgarbe, der mit viel Honig gesüßt wird. Bei einer aufkommenden Erkältung und auch zur Vorbeugung von Erkältungen empfiehlt es sich, ein warmes Vollbad zu nehmen und dabei einen Holunderblüten- oder

Lindenblütentee zu trinken, bis Sie anfangen zu schwitzen. Anschließend sollten Sie sich in ein gut vorgewärmtes Bett legen und einen warmen Trank aus 3 ausgepreßten Zitronen und 2 Eßlöffeln Honig zu sich nehmen.
Ist bereits eine Halsentzündung entstanden, hat es sich bewährt, Leinsamen mit Honig zu vermengen und als Umschlag um den Hals zu wickeln. Auch das Gurgeln mit laumwarmem Honigwasser ist hier sehr wirkungsvoll.
Gegen Infektionen ganz allgemein hilft es, Zwiebeln aufzukochen und etwa $1/3$ Honig hineinzugeben. Von dieser Mischung sollten Sie dann etwa alle halbe Stunde einen Teelöffel einnehmen.
Bei der im Herbst besonders häufig vorkommenden Harnwegsentzündung können Sie warmes Honigwasser oder Brennesseltee bzw. Salbeitee mit viel Honigzusatz trinken. Hat Sie die Heiserkeit erwischt, dann wird Ihnen Lindenblütentee mit reichlich Honig helfen. Auch Senfmehl, das Sie mit Honig vermengen müssen, wird die Heiserkeit vertreiben, wenn Sie davon stündlich eine Messerspitze voll einnehmen.
Bei Husten hat es sich bewährt, feingestoßene Haselnüsse mit verdünntem Honig zu einem Brei zu vermengen. Davon sollten Sie alle halbe Stunde 1 Eßlöffel lauwarm einnehmen. Ein besonderes Rezept bei Husten ist auch, feingeschnittene Zwiebeln (500 Gramm) mit Kandiszucker (200 Gramm) in 1 Liter Wasser aufzukochen. Die Zwiebeln werden zerstampft und müssen dann ziehen, bis sie lauwarm geworden sind. Jetzt geben Sie 100 bis 150 Gramm Honig dazu. Davon sollten Sie alle halbe Stunde einen Teelöffel voll einnehmen.
Ist bereits Fieber aufgetreten, dann nehmen Sie $1/2$ Liter lauwarmes Wasser und geben 100 Gramm Honig und 100 Gramm Weinessig mit hinein. Alles wird gut vermengt und dann als Klistier angewendet. Auch als Wickel läßt sich diese Mischung gut verwenden.

Doch nicht nur bei grippalen oder grippeähnlichen Erkrankungen läßt sich Honig wirkungsvoll einsetzen. Auch bei vielen anderen Krankheiten beweist er seine hervorragende Heilkraft. Bei Stuhlverstopfungen wirkt er stuhlregulierend, wenn Sie 1 Teelöffel Honig und 1 Teelöffel Leinöl in Kamillenblütentee einrühren und schluckweise austrinken.

Bei allgemeiner Abgespanntheit gibt er wieder neue Lebenskraft, wenn Sie 1 bis 2 Teelöffel Honig pro Tasse in frischgepreßten Apfelsaft verrühren und schluckweise trinken.

Auch Venenentzündungen lassen sich mit Honig gut kurieren. Nehmen Sie dazu eine Beinwurz- oder Ringelblumensalbe und vermischen Sie sie mit der gleichen Menge Honig. Mit diesem Brei machen Sie dann wiederholt Auflagen auf die schmerzenden Stellen am Bein.

Bei allen Erkrankungen wie auch zur Vorbeugung von Krankheiten und Infektionen aller Art und zur Blutreinigung sollten Sie immer mehrmals im Jahr eine Honigkur machen. Dieses einfache aber alte Hausmittel wird Sie schnell zu neuen Kräften bringen und Sie vor weiteren Unpäßlichkeiten schützen. Die Kur ist so einfach wie wirkungsvoll: 10 Wochen lang müssen Sie vor den Mahlzeiten jeweils 1/2 Tasse Tee mit Kamille und Schafgarbe trinken. Mischen Sie dazu Kamille und Schafgarbe zu gleichen Teilen. Verwenden Sie 1/2 Teelöffel dieser Mischung als Aufguß. Diesem Tee geben Sie nun in der 1. Woche 1/2 Teelöffel Honig hinzu. In der 2. Woche geben Sie dann 1 Teelöffel Honig dazu.

Jede weitere Woche steigern Sie nun den Honiganteil um 1/2 Teelöffel. Nach der 6. Woche reduzieren Sie nun wieder den Honiganteil jede weitere Woche um 1/2 Teelöffel. Achten Sie unbedingt darauf, daß Sie den Honig erst dann zufügen, wenn der Tee auf Trinktemperatur abkühlt, also nicht mehr wärmer als 45 Grad ist.

Schon nach 3 Wochen können Sie diese Honigkur wiederholen, bis Sie eine deutliche Besserung in Ihrem Allgemeinbefinden feststellen. Um eine durchgreifende Reinigung Ihres Blutes und Ihres Gewebes zu gewährleisten, sollten Sie selbstverständlich in dieser Zeit auf schädliche Genußmittel und Giftstoffe aller Art — also auch auf Kaffee, schwarzen Tee Nikotin und Alkohol — verzichten. Auch der Fleischgenuß sollte drastisch reduziert werden. Bevorzugen Sie viel Frischgemüse. Essen Sie rohes Sauerkraut und viel Quarkspeisen.
Denken Sie daran, daß auch die Honigkur nicht erst dann eingesetzt werden sollte, wenn es Ihnen bereits schlecht geht. Honig stärkt den gesamten Körper, verbessert die Nervenkraft, fördert die Blutbildung und belebt Ihre Widerstandskräfte gegen alle Arten von Krankheiten. Honig ist deshalb ein hervorragendes Vorbeugungsmittel.

45 Knoblauch — der beste Schutz vor den Krankheiten des Winters

Schon seit altersher gilt Knoblauch als eine Art Universalheilmittel. Heute weiß man, daß die Wirkung des Knoblauchs durchaus nichts mit Aberglauben zu tun hat, sondern daß die so heißgeliebte und doch vielverschmähte Knolle wissenschaftlich nachweisbar eine Vielzahl von Heilwirkungen aufweist. Obwohl sich im Laufe der Zeit die Zahl der Knoblauchfreunde allmählich stetig vermehrt, gibt es leider immer noch eine große Anzahl von Mitmenschen, die einen großen Bogen um die weiße Knolle machen. Schuld daran ist der Geruch, den jeder um sich verbreitet, der sich eine Knoblauchzehe schmecken läßt. »Knoblauch macht einsam«, heißt dann auch der vielgehörte Satz der Knoblauchfeinde. Mir erscheint jedoch diese kleine »Nebenwirkung« der heilsamen Knolle kein ausreichender Grund zu sein, sich dieses wunderbare und wohlschmeckende Heilmittel vorzuenthalten. In dieser Zeit, in der wir von allem möglichen Gestank — von Zigarettenqualm über Autoabgase bis zu den übelsten und darüber hinaus oft noch gefährlichen »Düften« der chemischen Industrie — belästigt werden, mutet ein bißchen Knoblauchduft doch gerade wie ein Wohlgeruch an. Außerdem ist es durchaus möglich, den Duft des Knoblauchs in Grenzen zu halten, wenn man ihn mit chlorophyllreichen Pflanzen wie Petersilie oder Brennessel zusammen ißt.

Statt nun wegen des Geruchs auf Knoblauch zu verzichten, sollte man zu dem besonderen Parfüm der Knolle stehen und sich darüber klar werden, daß die gesundheitliche und die geschmackliche Wirkung des Knoblauchs diesen kleinen Fehler tausendfach wettmacht.

Und tatsächlich ist Knoblauch in seiner Heilwirkung von anderen Pflanzen kaum noch zu überbieten. So hilft die Knolle bei fast allen Alterserscheinungen, indem nämlich ihre Wirkstoffe die Adern freihalten und den Cholesterinspiegel des Blutes senken, das Blut flüssiger machen, dem hohen Blutdruck vorbeugen und so Herz- und Kreislauferkrankungen, Arterienverkalkung und Herzinfarkt verhindern.

Unterschätzt wird auch oft die bakterientötende und entzündungshemmende Wirkung des Knoblauchs auf den ganzen Organismus. Heute ist wissenschaftlich einwandfrei nachgewiesen, daß Knoblauch nicht nur die Schleimhäute von Mund, Hals, Nase und Rachen schützt und desinfiziert, sondern auch die der Blase, der Bronchien und des Darmes.

Knoblauch wird daher nicht selten auch als das »natürliche Penicillin« bezeichnet, hat aber im Gegensatz zum echten Penicillin keine schädlichen Nebenwirkungen. Da-

mit ist der hochdosierte Einsatz von Knoblauch in vielen Fällen dem von Antibiotika vorzuziehen.
Wichtig ist es natürlich, Knoblauch regelmäßig einzunehmen, da nur so die Heilwirkung auf die Abwehrkräfte voll ausgenutzt werden kann. Wer mit Rücksicht auf die beruflichen Anforderungen nur am Wochenende Knoblauch essen kann, muß dann selbstverständlich höher dosieren, um auf diese Weise einen ordentlichen »Hausputz« zu erreichen.
Wenn irgend möglich aber sollte Knoblauch täglich zu Salaten und Rohkost verwendet werden. Und darüber hinaus empfiehlt es sich — gerade jetzt im Winter — bei den ersten Anzeichen einer Erkältung, eines Kratzens im Halse oder einem Schnupfen einen »Knoblauchstoß« durchzuführen.
Die alten Chinesen kennen dafür ein vielfach bewährtes Heilmittel: Kochen Sie eine gute Portion Nudeln (möglichst Vollkornnudeln), hacken Sie eine ganze Knolle Knoblauch klein und vermischen Sie den Knoblauch dann mit den noch warmen Nudeln. Das Ganze kann natürlich noch je nach Geschmack mit Käse bestreut, mit Kräutern abgeschmeckt oder mit einer Sahnesoße angereichert werden. Die Chinesen trinken dann dazu warmen Reiswein, aber warmes Bier oder Lindenblütentee tun es auch. Legen Sie sich nach diesem »Anti-Grippe-Mahl« ins Bett und decken Sie sich gut zu. Schon bald werden Sie feststellen, daß alle Grippesymptome verschwunden sind und Sie sich wieder topfit fühlen.
Als ein spezielles Heilmittel gilt auch die Knoblauch-Tinktur. Dafür werden 250 Gramm Knoblauch geschält und in kleine Scheiben geschnitten. Gießen Sie dann 1 Liter Branntwein darüber. Stellen Sie anschließend die Flasche 2 Wochen in die Sonne oder an einen etwa 30 Grad warmen Ort (Heizung) und schütteln Sie den Inhalt mehrmals täglich gut durch. Nach 2 Wochen wird die Flüssigkeit

dann durchgesiebt und in dunklen Flaschen aufbewahrt. Von dieser hochwirksamen Tinktur, die lange Zeit haltbar ist, trinken Sie täglich zur Vorbeugung von Krankheiten etwa 10 Tropfen auf ein kleines Glas lauwarmes Wasser. Damit können Sie das ganze Jahr über nicht nur Ihren Verdauungstrakt vor Krankheiten schützen, sondern auch ganz allgemein Ihre Abwehrkräfte steigern. Bei aufkommenden Halsschmerzen können Sie mit dieser Knoblauch-Tinktur auch gurgeln.

Bei Schnupfen hat es sich darüber hinaus auch sehr gut bewährt, die Nasenschleimhäute mit Knoblauchöl zu betupfen. Sie werden dadurch geschmeidiger, und die bakterientötende Wirkung des Knoblauchs beschleunigt die Heilung. Auch das Knoblauchöl ist leicht herzustellen. Schneiden Sie dazu eine Knoblauchzehe klein, gießen Sie ein Schnapsglas voll Olivenöl darüber, so daß der kleingehackte Knoblauch gut bedeckt ist, und lassen Sie das Ganze einige Tage stehen.

Gegen Bronchialerkrankungen hat sich eine Mischung aus Milch, Honig und Knoblauchzehen gut bewährt. Trinken Sie von diesem Heiltrank mehrmals täglich ein Glas in kleinen Schlucken aus.

Auch bei blauen Flecken und Prellungen, die jetzt in der Winterzeit durch die erhöhte Rutschgefahr gar nicht so selten sind, läßt sich Knoblauch gut einsetzen. Hier hilft nämlich ein Brei aus fein zerstoßenem Knoblauch, der mit Honig vermischt wird und auf die entsprechenden Körperpartien aufzutragen ist.

Zur äußerlichen Anwendung hat sich die Knoblauch-Tinktur auch bei Hauterkrankungen gut bewährt. Pusteln und Pickel verschwinden damit ebenso wie schlecht heilende Wunden, eiternde Geschwüre und andere Hauterkrankungen. Natürlich sind die Heilwirkungen des Knoblauchs damit noch lange nicht erschöpft; die Einsatzmöglichkeiten der weißen Knolle reichen noch viel weiter und haben sich sogar in Zeiten von Seuchen und Epidemien als wirksamer Schutz bewährt. Wer also für seine Gesundheit etwas Gutes tun will, sollte Knoblauch zu einem festen Bestandteil seines Eßfahrplanes machen und sich nicht davon einschüchtern lassen, daß andere vielleicht hin und wieder einmal die Nase rümpfen.

46 Husten — trockene Heizungsluft kann schuld daran sein

Jetzt im Herbst und Winter mehren sich wieder die Erkältungskrankheiten. Oft liegt dies aber nicht daran, daß sich die Patienten in »Gottes freier Natur« bei Wind und Wetter unterkühlen, also tatsächlich erkältet haben. Vielfach ist die trockene Luft in den Wohnungen schuld, die die Bronchialschleimhäute geradezu ausdörrt und dadurch einen Hustenreiz verursacht. Besonders anfällig sind die empfindlichen Bronchien der Kinder. Hier hilft es auch nicht, wenn die Sprößlinge durch tägliches Herumtollen an der frischen Luft gut abgehärtet sind. Kälte, Nässe und Wind können Ihnen dann sicher nicht mehr viel ausmachen, aber die Gefahr lauert in der Wohnung. Was die Kinder nämlich dann krank macht, ist die Heizungsluft. Während Kohle und Briketts in früherer Zeit für eine natürliche, feuchte Wärme gesorgt haben, bringt die Zentralheizung in unseren modernen Wohnungen eine ganz trockene Wärme hervor. Zusätzlich wird dabei ständig Staub von den Heizkörpern aufgewirbelt. Die Staubpartikelchen und auch die Trockenheit der Luft reizen aber die Bronchialschleimhäute und trocknen sie allmählich aus. Dadurch kommt es schließlich zum Husten. Heizungswärme ist also durchaus keine gesunde, sondern eher eine ungesunde Wärme. Gehen Sie daher sparsam mit der

Heizung um. Temperaturen von 23 bis 24 Grad sind in unseren Haushalten nichts Seltenes, aber leider ist das viel zu warm. Reduzieren Sie Ihre Zimmerwärme auf höchstens 21 bis 22 Grad und ziehen Sie sich lieber einen Pullover an, wenn Sie dennoch frieren sollten. Eine zu hohe Wohnungstemperatur trocknet nicht nur die Schleimhäute aus, sondern schwächt auch die Abwehrkräfte Ihres Körpers. Achten Sie auch vor allem im Schlafzimmer darauf, daß die Temperatur nicht über 17 bis 18 Grad steigt. Denken Sie daran, daß Sie sich in diesem Raum täglich ca. 8 Stunden aufhalten und es deshalb ganz besonders wichtig ist, daß hier ein gutes Raumklima herrscht. Trockene Schleimhäute durch zu wenig Luftfeuchtigkeit und zu hohe Zimmertemperatur sind ein idealer Nährboden für alle Bakterien. Am besten wäre es natürlich, wenn Sie sich einen Luftbefeuchter zulegen, der möglichst nicht nur die Luft befeuchtet, sondern sie außerdem noch filtert.

Natürlich gibt es auch einfachere Möglichkeiten, ein angenehmes Raumklima zu schaffen. Hier helfen ein paar Tricks, die sich schon immer gut bewährt haben. Zuerst einmal sollten Sie im Schlafzimmer mehrmals täglich gründlich für 5 bis 10 Minuten lüften. Besonders natürlich vor dem Schlafengehen. Kurz bevor Sie zu Bett gehen, hängen Sie dann noch feuchte Frottiertücher über die Heizkörper. Besonders wirkungsvoll ist es, wenn Sie diese Frottiertücher vorher noch zusätzlich mit Eukalyptusöl oder japanischem Pfefferminzöl beträufelt haben. Auf den warmen Heizkörpern trocknen dann die Frottiertücher über Nacht allmählich ab, wobei die ätherischen Öle verdampfen können. Sie erreichen damit, daß durch das Einatmen dieser ätherischen Öle Ihre Mund- und Nasenschleimhäute feuchtgehalten werden. Hinzu kommt, daß hochkonzentriertes Pfefferminzöl auch antibakteriell wirkt und selbst in kleinster Verdünnung noch dazu in der Lage ist, Bakterien abzutöten.

Außerdem befreien die Düfte der ätherischen Öle die Bronchien von Bakterien und von festsitzendem Schleim und wirken entzündungshemmend. Wenn sich bei Ihnen oder bei Ihren Kindern bereits der Husten festgesetzt hat, empfehlen sich zusätzlich noch Inhalationen mit entzündungshemmenden, proteolytischen Enzymen und wirksam schleimlösenden homöopathischen oder pflanzlichen Präparaten, die den Hustenreiz hemmen. Im Kapitel über die Bronchitis können Sie Näheres dazu nachlesen.

47 Ohrenschmerzen müssen nicht sein

Für Kinder ist die kalte Jahreszeit immer mit besonderen Gefahren verbunden. Natürlich ist es ein herrlicher Spaß, bei Wind und Wetter im Freien herumzutollen und so die Zeit zu nutzten, bevor es dunkel wird. Doch das Wetter ist im späten Herbst mitunter trügerisch. Wo eben noch die Sonne schien, können im nächsten Moment Wolken aufziehen, der Wind kann auffrischen und Schnee oder Regen die Kleidung durchnässen.

Zwar ist der Körper durch die entsprechende Garderobe meistens noch recht gut geschützt, doch um den Kopf kümmern sich nur die wenigsten. Nasse Haare und kalter Herbstwind aber führen nicht selten zu einer Unterkühlung der Ohren und Nebenhöhlen. Und wenn dann nicht schnell eine Mütze zur Hand ist und auch aufgesetzt wird, stellen sich sehr häufig plötzlich starke Ohrenschmerzen ein.

Das gilt nicht nur für Kinder, sondern auch für Erwachsene. Und wer sowieso empfindliche Ohren hat und leicht zu Ohrenentzündungen neigt, ist um diese Jahreszeit besonders gefährdet. Wind, Kälte und Nässe können nun nämlich ganz schnell dafür sorgen, daß eine chronische

Ohrenreizung plötzlich wieder akut wird und sich zur Mittelohrentzündung ausweitet.
Doch eine Mittelohrentzündung ist nicht leicht zu behandeln. In vielen Fällen kommt sie immer wieder, denn es liegt eine Entzündlichkeit der Schleimhäute im Ohr gegen Kälte, Wind oder Nässe vor. Meistens besteht auch eine Schwächung der körpereigenen Abwehrkräfte, so daß der Organismus nicht in der Lage ist, witterungsbedingte Ohrenreizungen alleine in den Griff zu bekommen.
Ganz besonders schlimm wird es natürlich, wenn kalter Wind in die Ohren dringt oder beim Schwimmen Wasser hineinfließt. Dabei kann es leicht zu Infektion des Mittelohres kommen. Allerdings sind solche Infektionen auch nach anderen Krankheiten möglich, so zum Beispiel nach einer Grippe, nach Masern, nach einem starken Schnupfen und dergleichen. Besonders wenn diese Krankheiten dann nur durch Antibiotika unterdrückt und nicht auf natürlichem Wege auskuriert werden, kann eine chronische Mittelohrentzündung zurückbleiben.
Hilfreich im akuten Stadium ist in solchen Fällen eine spezielle Bestrahlung, die mit einer Ultrarot-A-Lampe durchgeführt werden muß. Dabei wird zuerst das linke und dann das rechte Ohr jeweils 30 Minuten bestrahlt. Die Bestrahlung bringt nicht selten einen spontanen Erfolg: Schon nach wenigen Minuten können die Schmerzen deutlich nachlassen.
Bei dem Ultrarot-A-Licht handelt es sich jedoch nicht um ein normales Infrarotlicht. Die Ultrarot-A-Strahlen sind wesentlich stärker als die Infrarotstrahlen und dringen tiefer in das Gewebe ein. Sie entwickeln dort in den tieferen Gewebeschichten Temperaturen von über 43 Grad. Dabei nimmt die Durchblutung in dem bestrahlten Gebiet deutlich zu, wodurch eine Entzündung zum schnellen Abklingen gebracht werden kann. Das gilt für alle Arten von Entzündungen, aber auch für rheumatische Erkrankungen

und sogar für Krebs. Denn auch hier kann die Ultrarot-A-Bestrahlung mit ihrer starken Wärmeentwicklung im Gewebe ein Absterben kranker und entarteter Zellen bewirken und zur Heilung führen.
Natürlich reicht eine Bestrahlung nicht aus, um einen dauerhaften Erfolg zu haben und die Krankheit ein für allemal auszukurieren. Deshalb werden mehrere Bestrahlungen notwendig sein.
Darüber hinaus empfehlen sich natürlich noch einige andere Behandlungsmethoden, um die Therapie wirksam zu unterstützen. Bei der Mittelohrentzündung ist auf jeden Fall wichtig, daß kein Wasser ins Ohr kommt. Das könnte die Entzündung wieder verschlechtern. Abwehrsteigernd und damit entzündungshemmend wirken außerdem wechselwarme Güsse und Bäder. Hier sollten Sie jedoch darauf achten, daß die Ohren mit einer in Öl getränkten Watte gut verschlossen werden, so daß kein Wasser ins Ohr eindringen kann. Außerdem ist aus der Naturheilkunde bekannt, daß Rohkost bei allen Fällen sehr nutzbringend ist, wo die Abwehrkräfte gestärkt werden müssen. Natürlich ist bei einer akuten Erkrankung 2 bis 3 Tage Bettruhe einzuhalten. Zusätzlich empfehlen sich Schwitzkuren. Sehr wirksam sind auch heiße Leinsamen- oder Kamillensäckchen, die direkt auf das Ohr aufgelegt werden können. Überhaupt sollten die Ohren immer gut warm gehalten werden. Dazu können Heizkissen oder auch trockene, heiße Leinentücher verwendet werden.
Zur gezielten Stärkung der körpereigenen Abwehrkräfte sollten außerdem noch Thymus-Extrakt-Dragees eingenommen werden. Durch Aktivierung der »T-Lymphozyten«, die zu den schlagkräftigsten »Abwehrsoldaten« unseres Körpers zählen, sorgen diese Thymus-Extrakt-Dragees dafür, daß schnell wieder eine gesunde, körpereigene Abwehr aufgebaut wird und so die Voraussetzung dafür geschaffen wird, daß Entzündungen auf natürliche

Weise ausgeheilt werden können. (Siehe dazu auch das Kapitel »Sauerstoff-Immun-Stimulation«). Abwehrsteigernd wirken auch homöopathische Mittel, wie zum Beispiel Echinacea-haltige Tropfen. Dieser Pflanzenextrakt aus der schmalblättrigen Kegelblume ist ganz besonders dazu geeignet, die Widerstandskräfte des Organismus zu aktivieren. Es sollten deshalb davon alle 1 bis 2 Stunden 10 Tropfen eingenommen werden.

Sehr wichtig bei einer Mittelohrentzündung ist aber auch, daß die Nase frei ist, so daß der Patient gut ein- und ausatmen kann. Außerdem steigt bei einer verstopften Nase der Druck im Kopf, und die Ohrenschmerzen können dadurch zunehmen. Nur wenn die Nase frei ist, kann ein natürlicher Druckausgleich erfolgen. Aus diesem Grund empfiehlt es sich hier, zusätzlich homöopathische Nasentropfen einzusetzen. Davon sollte mehrmals täglich etwas in die Nase eingesprüht werden. Wichtigster Bestandteil homöopathischer Nasentropfen ist Euphorbium. Dieser homöopathisch aufbereitete Milchsaft der Heilpflanze sorgt dafür, daß Schleimhautschwellungen zurückgehen und die Nase frei bleibt. Da der fein zerstäubte homöopathische Extrakt von den Nasenschleimhäuten auch aufgenommen wird, erstreckt sich die schleimhautabschwellende und entzündungswidrige Wirkung von Euphorbium auch auf den Bereich des Mittelohres.

Durch die Kombination von der Ultrarot-A-Tiefenbestrahlung mit Thymus-Extrakt-Dragees, Echinacea-Präparaten und Euphorbium-Nasentropfen kann eine akute Mittelohrentzündung allmählich vollständig auskuriert werden. Natürlich braucht dieser Heilungsprozeß etwas Zeit. Besser ist es also, wenn Sie bei sich selbst und Ihrer Familie stets darauf achten, daß eine Kopfbedeckung griffbereit ist.

48 Wie helfen Sie sich bei »Eisbeinen«

Ich erinnere mich noch gut an einen Kinderstreich aus meiner Schulzeit. Damals machten wir uns im Herbst und im Winter oftmals den Spaß, in einen Fleischerladen zu gehen und den Fleischer zu fragen: »Haben Sie Eisbeine?« Natürlich lautete die Antwort meistens: »Ja.« Und wir erwiderten dann ganz frech: »Dann müssen Sie sich wärmere Strümpfe anziehen« und machten, daß wir davonkamen.
Heute weiß ich, daß es mit warmen Strümpfen meistens nicht getan ist, denn kalte Füße oder kalte Beine sind nicht allein durch eine wärmere Fußbekleidung zu beheben. Das Merkmal der echten »Eisbeine« ist, daß sie eben auch in warmer Umgebung, zum Beispiel in einem geheizten Zimmer oder auch im Bett, kalt bleiben. Das heißt, daß sie sich nicht nur kalt anfühlen, sondern daß sie tatsächlich kühler als andere Körperteile sind.
Wenn Sie auch zu »Eisbein-Besitzern« gehören, dann sollten Sie diese Beschwerden nicht auf die leichte Schulter nehmen. »Eisbeine« sind nämlich keine eigentliche Krankheit, sondern weisen lediglich darauf hin, daß es Störungen oder Erkrankungen im Körper gibt, die zu diesen »Eisbeinen« führen. Zu solchen Krankheiten gehören zum Beispiel Durchblutungsstörungen, Blutarmut, hormonelle Störungen, Veränderungen der Wirbelsäule und der Bandscheiben und auch Mangelerscheinungen durch jahrelange Fehlernährung. Selbstverständlich ist es auch hier erstes Gebot des behandelnden Arztes oder Heilpraktikers, die Ursachen der kalten Füße oder Beine herauszufinden. Nur wenn die Ursachen richtig behandelt werden, können auch die Symptome verschwinden. Im Interesse Ihrer Gesundheit sollten Sie also darauf achten, daß man Sie gründlich untersucht. Dazu gehört auch eine Blutuntersuchung. Damit läßt sich feststellen, ob ein Mangel an

Vitaminen und Mineralien besteht, ein Risiko für Arterienverkalkung vorhanden ist — zum Beispiel eine Erhöhung des Cholesterins im Blut — eine allergische Reaktionslage besteht usw. Durch einen gezielten »Hormonstatus« läßt sich im Blut darüber hinaus aber auch noch feststellen, ob eventuell Hormonstörungen vorhanden sind, die dann gezielt behandelt werden müssen. Weiter muß durch klinische Methoden wie Abtasten und Abhorchen festgestellt werden, ob die Beindurchblutung noch in Ordnung ist. Dazu kann man den Puls an den Fußrücken, der Fußseite und an der Leistenarterie abtasten. Bestehen hier auffällige Störungen, so ist mit einer Durchblutungsstörung der Beinarterie zu rechnen, von der vor allem starke Raucher befallen werden. Hilfreich sind in solchen Fällen Ozon-Injektionen in die Leistenarterie, die eventuell noch mit Kälberblut-Extrakt oder Ginkgo-Biloba-Extrakt kombiniert werden können. Schon so manches Raucherbein und so manche arterielle Durchblutungsstörung konnte mit dieser einfachen Methode beseitigt werden.

Besteht eine Erhöhung der Blutfettwerte und damit auch eine vergrößerte Gefahr für Arteriosklerose (Arterienverkalkung), dann empfiehlt es sich, die »Große Blutwäsche« mit Ozon-Sauerstoff durchzuführen und eine entsprechende Diät einzuhalten, mit der die Blutfette gesenkt werden können. Unterstützend dazu können auch naturheilkundliche Präparate zur Blutfettsenkung eingesetzt werden. So zum Beispiel Knoblauch-Extrakt oder Kapseln mit Lachsölkonzentrat, die die blutfettsenkenden Omega-3-Fettsäuren enthalten.

Hat die Untersuchung eine hormonelle Störung ergeben, so sollte man nicht gleich eine Hormontherapie anwenden. Die Naturheilkunde kennt eine ganze Reihe von homöopathischen Präparaten, die auf natürliche Weise die körpereigene Hormonproduktion regulieren. Eines davon ist zum Beispiel der »Mönchspfeffer« (Agnus castus), der

allerdings langfristig eingenommen oder gespritzt werden muß. Auch Organ-Extrakte — zum Beispiel ein Eierstock-Extrakt — können die natürliche Hormonproduktion ohne eigentliche Hormongaben wieder normalisieren.
Hat die Untersuchung dagegen Störungen an der Wirbelsäule ergeben, zum Beispiel verschmälerte Bandscheiben und damit eine Störung der aus der Wirbelsäule austretenden Nerven oder Blutgefäße, empfiehlt es sich, chiropraktische Maßnahmen als »Erste Hilfe« einzusetzen. Damit können die von den schiefstehenden oder zu sehr zusammengedrückten Wirbeln gequetschten Blutgefäße und Nerven wieder freigelegt werden, da die Wirbel wieder in ihre richtige Position zurückgebracht werden. Injektionen links und rechts entlang der Wirbelsäule mit homöopathischen Präparaten und Organ-Extrakten sorgen dann dafür, daß die Wirbel in der gewünschten Position bleiben und sich die abgenutzten Bandscheiben wieder allmählich regenerieren können.
Bestehen Mangelerscheinungen — also Vitamin- oder Mineralienmangel — dann müssen diese Mängel substituiert werden. Der Patient bekommt Vitamin- oder Mineralienpräparate zum Einnehmen. Er selbst sollte außerdem dafür sorgen, daß er auf natürliche Weise wieder ausreichend Vitalstoffe erhält.
Bei allen Formen von kalten Beinen oder Füßen ist es ratsam, eine regelmäßige Gymnastik einzuhalten. Besonders empfehlenswert ist hier eine Fußgymnastik, die Sie sich von Ihrem Arzt, Ihrem Heilpraktiker oder von einem Masseur oder Krankengymnasten zeigen lassen sollten.
Denken Sie auch daran, daß Sie mit Ihrem Badezimmer ein »Kneipp-Zentrum« im eigenen Hause haben. Schon Pfarrer Kneipp wußte um die heilende Kraft des Wassers. Machen Sie also morgens lauwarme Ganzwaschungen mit einer anschließenden gründlichen Bürstenmassage. Bürsten Sie sich dabei immer in Richtung Herz. Danach

sollten Sie 10 Minuten wassertreten — in der Badewanne, die knöchelhoch mit Wasser gefüllt sein sollte.
Abends ergänzen Sie ihr Kneipp-Programm mit einem Wechselfußbad. Halten Sie dazu etwa 5 Minuten Ihre Füße in 37 Grad warmes Wasser, danach dann 5 Sekunden in 15 Grad kaltes Wasser. Dann wieder 5 Minuten in warmes und wieder 5 Sekunden in kaltes Wasser. Das Ganze sollten Sie 5mal wiederholen. Anschließend die Füße gut trockenreiben und gründlich mit der Bürste massieren. Jetzt kommen auch die wärmenden Strümpfe zu Ehren, die Sie sich nach diesem Wechselfußbad unbedingt überziehen sollten.
Sehr empfehlenswert sind übrigens auch die ansteigenden Kreislauf-Fußbäder nach Schiele, über die ich ja schon in »Frau mit Herz« berichtet habe. Dieses Kreislauf-Fußbad sorgt dafür, daß der Blut- und Lymphfluß um das Vierfache beschleunigt wird. Dabei wird das in den inneren Organen und größeren Blutgefäßen versackte Blut wieder in Bewegung gebracht und kann sich mit frischem Sauerstoff aufladen. Schon nach einer Monatskur sind Sie dann normalerweise Ihre kalten Füße los. Diese Fußbäder helfen allerdings nicht nur bei durchblutungsbedingten kalten Füßen, sondern auch bei allen anderen Ursachen. Sie regulieren nämlich auch den gesamten Stoffwechsel des Körpers und normalisieren die Hormonproduktion. Selbst bei durch Schäden an der Wirbelsäule bedingten kalten Füßen wird eine Besserung erreicht, da sich durch die ansteigende Wärme auch das Gewebe rechts und links der Wirbelsäule entkrampft und die verschobenen Wirbel deshalb oftmals von selbst wieder in die richtige Position gleiten. Bei Bandscheibenschäden sorgt das ansteigende »Fußbad« dafür, daß mehr Nährstoffe an die Bandscheibe herangeführt werden.
Es muß sicherlich nicht extra erwähnt werden, daß Sie während einer solchen Kur auf schädliche Genußmittel

weitestgehend verzichten sollten. Rauchen sollte eingestellt, Kaffee und Alkohol gemieden werden.
Oftmals sind kalte Füße oder Beine aber auch die Folge eines bestehenden Sauerstoffmangels. Der Sauerstoffdruck im Gewebe und im Blut läßt sich durch entsprechende Messungen sehr genau feststellen. Ist er zu niedrig, sollten Sie unbedingt die Sauerstoff-Mehrschritt-Therapie nach Prof. Dr. Manfred von Ardenne anwenden, mit der es möglich ist, den Sauerstoffdruck sehr schnell wieder zu normalisieren, Außerdem kommt hier wieder die »große Blutwäsche« mit Ozon-Sauerstoff zur Geltung. Beide Therapien lassen sich auch sehr gut mit den oben beschriebenen Kreislauf-Fußbädern kombinieren. Wenn Sie dann noch viel spazierengehen oder gar intensiv Sport an der frischen Luft treiben, werden Sie bald nicht mehr unter kalten Füße zu leiden haben. Auf eines müssen Sie allerdings achten: Tragen Sie richtiges Schuhwerk! Nicht selten sind nämlich kalte Füße ganz einfach die Folge von Kunstleder-Schuhen oder zu enger Fußbekleidung. Nur natürliches Leder aber läßt die Füße atmen und gewährt damit eine normale Durchblutung. Und nur ein gut passender Schuh, bei dem zwischen Leder und Fuß noch ein dünnes Luftpolster verbleibt, bietet eine schützende Isolationsschicht gegen Nässe und Kälte der Straße. Lassen Sie sich also nicht vom Modetrend verführen, sondern kaufen Sie die Fußbekleidung, die für Ihre Gesundheit am besten ist.

Gesund im Dezember

49 Schlemmen ohne Reue ist gar nicht so schwer

Weihnachten und Silvester: Kein Zweifel, große Ereignisse werfen ihre Schatten voraus. Man soll die Feste feiern, wie sie fallen — das ist eine alte Devise! Doch mancher hat die Feierei am nächsten Tag mit Übelkeit, Magen — und Bauchschmerzen, einem »dicken Kopf« und so manch anderen »Nachwehen« zu bereuen. Feiern und feiern ist zweierlei. Nichts gegen ein gutes Essen, Spaß und Freude und feucht-fröhliche Geselligkeit. Doch bei aller Genußsucht sollte die Gesundheit nicht vergessen werden.

Denken Sie deshalb schon vorher daran, was Sie sich und Ihren Gästen zumuten wollen. Ein gutes Essen muß nicht schwer und fett sein, muß nicht Völlegefühl und Unwohlsein verursachen. Mageres Fleisch, Fisch mit leichter Soße, frische Salate oder schmackhafte Vollwertgerichte werden leicht zum kulinarischen Genuß.

Was für das Essen gilt, trifft natürlich auch für die Getränke zu. Trinken Sie auf keinen Fall verschiedene Sorten von Alkohol durcheinander, meiden Sie Schnäpse und Likör. Bleiben Sie bei Bier oder bei einem guten Wein, wenn Sie auf Alkohol nicht ganz verzichten wollen. Wenn es Sie aber trotz aller guten Vorsätze doch erwischt hat, Ihnen übel ist, der Bauch weh tut, sich der Magen dreht, der Schädel brummt, der Kopf so groß wie ein Scheunentor scheint, dann sollten Sie trotzdem auf Tabletten verzichten. Damit würden Sie Ihren Organismus nur noch mehr vergiften. Besser ist es, sich stattdessen an alte Hausrezepte zu erinnern, die schon bei unseren Großeltern beliebt und bewährt waren: Wenn Sie zum Beispiel Kopfschmerzen haben, die mit Blähungen und Völlegefühl einhergehen, versuchen Sie doch einfach, einen heißen Heu- oder Kartoffelsack auf die Lebergegend zu legen. Hilfreich ist hier auch eine Tasse Kümmel- oder Fencheltee, den Sie schluckweise trinken sollten.

Nicht selten sind die Kopfschmerzen nach einer feuchtfröhlichen Feier auch von Magenstörungen, saurem Erbrechen, Magen- und Darmschmerzen begleitet. In solchen Fällen rühren diese Beschwerden meist von einer mangelhaften Tätigkeit der Bauchspeicheldrüse, von Magen- und Darmreizungen durch zu reichliches Essen und Trinken, Gallenstörungen und Leberüberlastung her. Hier hat sich ein Tee aus der Wurzel der Schwertlilie recht gut bewährt. Vielfach bewährt hat sich auch die Brennessel. Immer wenn die Kopfschmerzen nach einer üppigen Mahlzeit oder nach einer durchfeierten Nacht auftreten, sind Sie ein sogenannter »Brennessel-Typ«. Die Brennessel hilft in solchen Fällen den »Säure-Basen-Haushalt« des Organismus wieder zu regulieren, den Sie durch Ihre »Genußsucht« durcheinander gebracht haben. Außerdem trägt sie dazu bei, Stoffwechselgifte vermehrt auszuscheiden. Sorgen Sie also immer für einen kleinen Vorrat von Brennesseltee, Brennesselsaft oder Brennesseltinktur bzw. Brennesseltropfen.

Nach den Völlereien der Festtage ist natürlich auch ein ein- bis zweitägiges Teefasten durchaus angebracht. Damit bringen Sie Ihren Magen wieder in Ordnung, werden Sie die angesammelten Giftstoffe auf natürliche Weise los und können Ihren Verdauungstrakt allmählich wieder regenerieren. Als Tees für diese Zeit empfehlen sich zum Beispiel Schafgarben-, Kamillen- und Pfefferminztee. Aber auch schwarzer Tee kann zwei- bis dreimal täglich getrunken werden. Anschließend kehren Sie dann mit leichten Schleimsuppen und Gemüsebrühen allmählich wieder zu einer normalen Kost zurück.

Sind Ihre Festtagsfolgen noch von Verstopfungen begleitet, dann versuchen Sie es einmal mit Wegwartetee. Bereiten Sie ihn als Absud und trinken Sie davon mittags und abends je eine Tasse vor dem Essen.

Wenn Ihnen das Durcheinander von Speisen und Getränken hingegen einen Durchfall beschert hat, dann probieren Sie es mit Karottensuppe. Dazu werden 500 Gramm Karotten in 1 Liter Wasser gegart, durchpassiert, und das Mus wird löffelweise im Verlauf von 24 Stunden gegessen. Wirkungsvoll ist auch frischgeriebener Apfelbrei. Nehmen Sie ihn löffelweise über den Tag verteilt zu sich.

Nach intensivem Alkoholgenuß stellt sich nicht selten auch eine intensive Magenschleimhautreizung ein. Übelkeit sowie Druck- und Völlegefühl machen Ihnen das Leben schwer. Hier hilft die vielgerühmte »Rollkur«. Trinken Sie dazu morgens nüchtern eine Tasse Kamillenblütenaufguß und legen Sie sich ins Bett. Bleiben Sie dort je 5 Minuten auf dem Rücken, auf der linken Seite, auf der rechten Seite und auf dem Bauch liegen. So kann der Kamillentee gleichmäßig auf die ganze Magenschleimhaut einwirken und seine heilenden Kräfte entfalten.

Wenn Sie das Pech haben, während oder nach der Feierei von einer Gallenkolik überrascht zu werden, ist schnelle Hilfe geboten. Legen Sie sich in solchen Fällen flach hin und lassen Sie sich gut zudecken. Trinken Sie dann möglichst viel heißes Wasser und lassen Sie sich — wenn es geht — einen Darmeinlauf machen.

Doch denken Sie daran: Besser als jede Therapie ist eine

vernünftige Vorbeugung. Eine Feier ohne übermäßige Völlerei und Trinklust ist nicht nur gesünder, sondern für alle Beteiligten wesentlich angenehmer und gewinnbringender.

50 Der »Zaubertrank« aus der Mistel – geheimnisvoll und heilsam

Allen Freunden von Asterix und Obelix ist sie sicherlich wohlbekannt, denn ohne ihre wunderbaren und geheimnisvollen Kräfte könnte der von den Römern gefürchtete Zaubertrank des Druiden Miraculix den unbeugsamen Galliern nicht so eine vernichtende Schlagkraft bescheren. Die Rede ist von der Mistel, deren mystische Wirkung nicht nur in der besagten Comicserie eine wichtige Rolle spielt, sondern die tatsächlich im Altertum und ganz besonders bei den keltischen Druiden einen heiligen Ruf genoß. Nur den Priestern war es seinerzeit vorbehalten, mit einer goldenen Sichel die von Gott geschaffene Pflanze vom Baume abzuschneiden, wobei jedoch darauf zu achten war, daß die heilige Pflanze nicht die unheilige Erde berühren durfte. Aus diesem Grund standen rund um den Baum die Krieger mit ausgebreiteten Leinentüchern, um die herabfallenden Mistelzweige aufzufangen.
Ganz so geheimnisumwittert ist die Mistel natürlich heute nicht mehr. Trotzdem finden sich immer mehr Häuser, an denen in der Adventszeit bis weit hinein ins neue Jahr Mistelzweige über der Eingangstür hängen. Glück sollen sie bringen all denen, die unter ihnen hindurchgehen. Ob sie tatsächlich eine glückbringende Wirkung haben, bleibt dahingestellt. Nachweisbar ist jedoch, daß die Mistel Kräfte aufzuweisen hat, die tatsächlich zu unser aller Wohle dienen. Wissenschaftlich ist heute nämlich bewiesen, daß

Mistel als Tee oder in anderen Zubereitungsformen nicht nur unseren Stoffwechsel in Gang bringt und die Drüsentätigkeit anregt, sondern daß sie die gesamte Verdauung verbessert, chronische Verstopfungen beseitigt, Völlegefühl, Blähungen und sonstige unliebsame Nebenerscheinungen übergroßer Völlerei zu lindern vermag. Selbst bei den Anfängen einer Gelbsucht oder zur Normalisierung der Bauchspeicheldrüsentätigkeit und Linderung der Zuckerkrankheit hat sich die Mistel sehr gut bewährt. Bekannt ist auch, daß die Mistel eine blutdruckregulierende Wirkung hat. Sie senkt nicht nur zu hohen Blutdruck, sondern sie hebt auch zu niedrigen Blutdruck an. Sie wirkt also ganz allgemein kreislaufregulierend und verbessert auf diesem Wege nicht nur altersbedingte Herzgeschehen, sondern schützt auch vor Arterienverkalkung. Auf diese Weise kann nicht nur zu starkem Blutandrang im Kopf, Kopfschmerzen, Hitzewallungen und Schwindelgefühl nachhaltig zu Leibe gerückt werden, sondern es bessern sich auch Ohrensausen und Konzentrationsstörungen. Pfarrer Kneipp empfahl übrigens allen Frauen, häufig Misteln zu verwenden, da sich mit ihr nicht nur eine Normalisierung der Menstruation einstellt, sondern auch Gebärmutterstörungen und Unterleibsschmerzen gebessert werden können.

Besonders erwähnenswert sind auch die hervorragenden Wirkungen von Mistelinjektionen, die unter die Haut oder direkt in die Vene gegeben werden. Hier stellt sich bei allen vegetativ belasteten Menschen eine schnelle Regulierung des vegetativen Nervensystems ein. Doch noch viel wichtiger ist die Wirkung der Mistelinjektion bei allen rheumatischen Erkrankungen, bei chronischen Gelenkabnutzungen, bei Nervenschmerzen und letztlich sogar bei Krebs. Mistelinjektionen im Bereich abgenutzter Gelenke sorgen nämlich für eine künstlich erzeugte Hautrötung. Die dadurch verbesserte Durchblutung führt zu einer Regeneration der abgenutzten Gelenkflächen. Inzwischen konnte festgestellt werden, daß durch Mistelinjektionen auch die bestehenden Schmerzen bei rheumatischen Erkrankungen, bei Krebserkrankungen oder bei Nervenleiden gebessert werden können. Außerdem führen Injektionen mit Mistelextrakt zu einer deutlichen Steigerung der körpereigenen Abwehrkraft. Natürlich bleibt der Einsatz von Mistelinjektionen vornehmlich dem Arzt oder dem Heilpraktiker vorbehalten. Für die häusliche Therapie aber bietet sich die Mistel in Form von Tees, homöopathischen Tropfen oder auch Mistelfrischsaft an.

Für die Teezubereitung wird der sogenannte Teekaltansatz bevorzugt, da die Heilkräfte der Mistel durch Erwärmen herabgesetzt werden können. Für die meistens empfohlene Teemenge von 3 Tassen pro Tag werden 6 Teelöffel Mistelblätter mit 3 Tassen kaltem Wasser angesetzt und etwa 8 Stunden lang ziehen gelassen. Wird dieser Kaltansatz am Abend zubereitet, ist der Tee am nächsten Morgen nach dem Abseihen trinkfertig. Trinken Sie jedoch nicht alles auf einmal, sondern genießen Sie diesen heilenden Trunk schluckweise über den Tag verteilt.

Mistelfrischpräparate erhalten Sie in guten Fachgeschäften, Reformhäusern oder Apotheken. Sie können sich den Frischsaft auch selber herstellen. Nachdem Sie — hoffentlich ohne herunterzufallen — die Misteln von den Bäumen abgeerntet haben (verwenden Sie nur die jungen Zweige und Blätter!), bespritzen Sie die Blätter mit kaltem Wasser und warten Sie darauf, bis sich das Wasser in die Zweige und Blätter eingesaugt hat. Pressen Sie sie dann aus. Die normale Einnahmemenge sind 2 bis 4 Teelöffel pro Tag.

Doch nicht nur zur Einnahme hat sich die Mistel gut bewährt. Aus der Erfahrungsmedizin heraus ist bekannt, daß auch das Aufschnupfen von Misteltee eine gute Wirkung bei Heuschnupfen entfalten kann. Wer dagegen unter Frostbeulen, Unterschenkelgeschwüren oder Krampf-

adern leidet, kann auch einmal warme Bäder mit Misteltee versuchen. Gegen Krampfadern helfen darüber hinaus auch regelmäßige Misteltee-Umschläge.
Wer sich bisher noch keine Mistelzweige besorgt hat, kann sich nun auf den Weg machen. Die Mistelbeeren, die an den Zweigen hängen, können von November bis Januar gesammelt werden, die kleineren Zweige mit Blättern von März bis April. Und wer keine goldene Sichel zum Schneiden der Mistelzweige hat, der darf auch gerne auf die herkömlichen Baumscheren zurückgreifen. Wie aus gut unterrichteten Kreisen zeitgenössischer Druiden zu erfahren war, ist eine Verminderung der Heilwirkung der Mistel dadurch noch nicht beobachtet worden...

51 Meerrettich — die heilende Wurzel

Als Gewürz oder als Hauptbestandteil schmackhafter Soßen ist er in unserer einheimischen Küche sehr beliebt: der Meerrettich bzw. Kren. Jetzt ist es wieder an der Zeit, Meerrettich — oder genauer gesagt die Wurzel — zu sammeln, denn in allen Monaten, die mit einem »r« enden, kann die Meerrettichwurzel ausgegraben werden. Allerdings kommt die Wildform des Meerrettichs nur sehr selten in der freien Natur vor, so daß wohl all denen, die diese schmackhafte und heilsame Pflanze nicht schon vorsorglich in ihrem Gemüsegarten angebaut haben, der Weg ins Lebensmittelgeschäft nicht erspart bleiben wird. Doch es lohnt sich, denn der frische Meerrettich kann nicht nur so manche Speise zu einem kulinarischen Genuß machen, sondern er hat auch so viele heilende Eigenschaften, daß er eigentlich in jede natürliche Hausapotheke gehören sollte.
Gerade jetzt in der kalten Jahreszeit, in der viele Men-

schen über Gelenk- und Muskelschmerzen klagen, ist der Meerrettich unentbehrlich. Bei allen Arten von Rücken- und Armneuralgien, bei Ischiasreizungen und allen Muskel- und Gelenkschmerzen wirkt eine Breiauflage aus frischem, geriebenem Meerrettich oftmals Wunder. Die Breiauflage sollten Sie so lange liegen lassen, bis die betreffenden Hautpartien allmählich anfangen zu brennen. Die auf diese Weise verursachte Hautreizung verstärkt die Durchblutung und trägt zu einer besseren Entgiftung des schmerzenden Gewebebereiches bei. Die Beschwerden lassen dann oftmals schon sehr schnell nach.

Ähnlich positiv wirkt der Meerrettich übrigens auch bei Kopfschmerzen. Hier wird der frisch geriebene Kren auf ein Leinentuch gegeben und dieses dann in den Nacken gelegt.

Auch wer sich bei klirrender Kälte einmal Erfrierungen oder gar Frostbeulen an Händen und Füßen geholt hat, ist mit Meerrettich gut beraten, denn Meerrettichbäder wirken hier nicht nur ausgesprochen wohltuend, sondern tragen auch wesentlich zur Heilung bei. Die Zubereitung eines solchen Bades ist sehr einfach. Nehmen Sie 1 bis 2 Hände voll geriebenen Meerrettich und geben ihn in das warme Badewasser.

Doch die Meerrettichwurzel ist nicht nur äußerlich als Heilmittel zu gebrauchen. Auch innerlich hat sie dank ihrer zahlreichen heilsamen Wirkstoffe eine ausgesprochen gesundheitsfördernde und krankheitsvorbeugende Wirkung.

Gegen Appetitlosigkeit wirkt eine Trinkkur mit Meerrettichwein. Nehmen Sie 60 Gramm frisch geriebenen Meerrettich und 40 Gramm Brunnenkresse und lassen Sie beides in etwa 2 Liter Weißwein einige Tage lang ziehen. Wenn Sie davon dann jeden Morgen $1/8$ Liter auf nüchternen Magen zu sich nehmen, wird sich bald wieder ein gesunder Appetit einstellen.

Bei Dickdarmentzündungen, Verdauungsstörungen, chronischen Blähungen, Verstopfungen, aber auch bei Durchfällen kann frisch gepreßter Meerrettichsaft schon bald auf natürlichem Wege die gewünschte Heilung bringen. Nehmen Sie zu dieser Therapie ganz einfach 3mal täglich zwischen den Hauptmahlzeiten 10 bis 20 Tropfen des frisch gepreßten Krensaftes ein. So ganz nebenbei tun Sie damit auch viel für Ihre körpereigene Abwehrkraft, denn der Vitamin-C-Reichtum des Meerrettichs sorgt dafür, daß Sie Ihre Widerstandsfähigkeit verbessern.
Auch bei Blasen- und Nierenbeckenentzündungen können kleine, regelmäßige Gaben von Meerrettich schon bald eine Besserung der Krankheit bewirken. Allerdings ist es doppelt wichtig, daß niemals größere Mengen auf einmal gegessen werden, da der übermäßige Verzehr von Meerrettich die Nieren reizen und zu Nierenblutungen führen kann.

52 So helfen Sie sich selbst bei Kopfschmerzen und Migräne

Immer mehr Menschen leiden unter Kopfschmerzen und Migräne. Die Behandlung dieser Volkskrankheit wird immer schwieriger. Bis heute sind nämlich schon über 200 Ursachen für die Schmerzen im Kopf bekannt geworden. Täglich kommen neue hinzu, denn Arbeitsstreß, Umweltverschmutzung und die ständig zunehmenden Gifte in unseren Lebensmitteln schädigen die Körperorgane und führen so nicht selten zu Kopfschmerzen. Und da sind wir auch schon beim springenden Punkt! Denn Kopfschmerzen und Migräne sind gar keine eigenständigen Krankheiten wie zum Beispiel Husten oder Schnupfen. Sie sind nur Symptome einer anderen Erkrankung des Organismus.

Das heißt, daß sich quasi jede Krankheit unseres Körpers durch Kopfschmerzen bemerkbar machen kann. Egal, ob es sich um Magenbeschwerden, eine Störung des Darmes, Entzündungen der Bauchspeicheldrüse, der Galle, der Nebenhöhlen, der Ohren, um hormonelle Störungen oder Nervenerkrankungen handelt.
Die Ursache Ihrer Kopfschmerzen herauszufinden, ist also das oberste Gebot. Hier kann Ihnen nur ein fachkundiger Mediziner weiterhelfen. Verzichten Sie aber auf jeden Fall auf Schmerztabletten, denn heute weiß man, daß Schmerztabletten nicht nur sehr schädlich sind, sondern bei Dauergebrauch schließlich selbst Kopfschmerzen und Migräne verursachen können. Damit treiben Sie also den Teufel mit dem Belzebub aus, denn was eigentlich die Kopfschmerzen beseitigen soll, führt schließlich selbst wieder zu diesen Beschwerden. Unschädlich und in den meisten Fällen auch bedeutend wirksamer ist dagegen der Einsatz erprobter Hausrezepte, die sich schon bei unseren Großeltern bewährt haben und über die ich bereits in meinem Buch »Kopfschmerzen- und Migräne-Naturheilverfahren vertreiben die Qualen aus dem Kopf« (Autis-Verlag) berichtete. Heute möchte ich Ihnen daher einige Tips zur Selbsthilfe vorstellen.
Schon zu Pfarrer Kneipps Zeiten wurden mit Kräuterbädern erstaunliche Heilwirkungen erreicht. Auch heute noch können Sie mit entsprechenden Zusätzen Ihr Bad zu einem Heilbad machen. So wirken Melissenextrakte zum Beispiel beruhigend bei nervösen Kopfschmerzen. Rosmarin dagegen regt den Kreislauf an und lindert damit Kopfschmerzen, die durch Sauerstoffmangel im Gehirn oder zu niedrigen Blutdruck entstanden sind.
Sehr hilfreich ist auch der bekannte Baldrian. So helfen zum Beispiel 3mal täglich 5 Tropfen Baldrian-Tinktur über 3 Wochen lang genommen sehr gut gegen krampfhafte Kopfschmerzen und starken Blutandrang zum Kopf. Auch

das frische Baldriankraut, das mitsamt der Wurzel zerstoßen und als Kopfumschlag auf die Stirn gelegt wird, ist eine wirksame Hilfe.
Viele Kopfschmerzpatienten haben die Erfahrung gemacht, daß ihre Beschwerden immer nach einer üppigen Mahlzeit oder nach einer durchfeierten Nacht auftreten. In solchen Fällen kann Ihnen die Brennessel weiterhelfen. Brennesselsaft, Brennesselsalat, Brennesselgemüse oder Brennesseltee, Brennesseltinktur oder -tropfen beseitigen die Stoffwechselstörungen, die durch derartige Selbstvergiftung entstanden sind. Gehören Sie zu den Kopfschmerzpatienten, die sehr sensibel sind, sehr empfindsam reagieren und denen alles »an die Nieren« geht, dann sollten Sie unbedingt mal einen Versuch mit einer Tinktur aus Goldrute (Solidago) machen. Goldrute regt die Nierentätigkeit an und trägt dazu bei, den Körper zu entgiften und Wasseransammlungen auszuschwemmen. Nicht selten sind ja auch derartige Wasseransammlungen (Ödeme) schuld an Kopfschmerzen.
Hilfreich ist in vielen Fällen auch eine Apfeldiät. Immer wenn Sie die ersten Anzeichen eines Kopfschmerzes spüren, sollten Sie mehrere Äpfel essen. Verzichten Sie dann sofort auf alle Arten von Kohlenhydraten (Nudeln, Kartoffeln, Brot usw.). Wissenschaftlich konnte festgestellt werden, daß die Wirkstoffe des Apfels Kopfschmerzen häufig zum Verschwinden bringen.
Erfrischend und schmerzlindernd wirkt auch japanisches Heilpflanzenöl, das Sie in die Schläfengegend, in den Nacken und unter die Nase und vielleicht auch in die Stirn einreiben. Halten Sie aber dabei die Augen geschlossen, denn die ätherischen Dämpfe des japanischen Heilpflanzenöls können die Augenschleimhäute reizen. Auf jeden Fall aber sollten Sie tief durchatmen, um die wohltuende Wirkung der Pfefferminzdämpfe auch in den Atmungsorganen zu spüren. Kühlend und schmerzlin-

dernd wirken übrigens auch Kartoffelscheiben aus rohen Kartoffeln, die Sie bei Kopfschmerzen auf Stirn und Schläfen legen können. Kopfschmerzen im Bereich der Stirn lassen sich mitunter auch durch das Einreiben mit Majoranöl schnell vertreiben.
Nicht selten werden Kopfschmerzen durch Verspannungen der Schulter- und Nackenmuskulatur ausgelöst. Besonders bei Menschen, die viel an der Schreibmaschine oder am Computer sitzen, ist diese Kopfschmerzform sehr häufig. Hier bringen Schulter- und Nackenmassagen schnelle Besserung. Dabei wird mit sanftem Druck vom Nackenbereich mit beiden Händen abwärts über die Schulterpartie bis zu den Oberarmen gestrichen. Damit bringen Sie die gestaute Lymphe wieder in Fluß, und die Verkrampfungen lösen sich. Zusätzliche Hilfe bringt in solchen Fällen auch noch ein warmer Heusack, den Sie in den Nacken bzw. auf die Schulterpartien auflegen können. Auch Rotlichtbestrahlungen auf Nacken- und Schulterbereiche haben in solchen Fällen schon gute Besserung gebracht. Wem dagegen eher Kälte bekommt, der sollte es mit Eiswürfeln probieren. Massieren Sie mit den Eiswürfeln 5 bis 10 Minuten lang die schmerzenden Stellen am Kopf, im Nacken- und Schulterbereich.
Eine einfache Hilfe, die Sie jederzeit und überall sofort durchführen können, ist die Akupressur. Die Akupressurpunkte gegen Kopfschmerzen befinden sich an den beiden Ohrläppchen. Bei den ersten Anzeichen beginnender Kopfschmerzen pressen Sie mit Daumen und Zeigefinger fest beide Ohrläppchen zusammen. Es darf dabei ruhig etwas weh tun. Nicht selten sind dann schon nach wenigen Minuten die Kopfschmerzen wesentlich besser geworden oder sogar ganz verschwunden.
Wichtig ist — wie bei allen anderen Empfehlungen —, daß Sie die Selbstbehandlung schon beim ersten Anzeichen der beginnenden Beschwerden vornehmen. Hat sich der

Kopfschmerz erst einmal festgesetzt, gelingt es nur selten, ihn ohne stärkere Schmerzmittel bzw. ohne die Hilfe eines naturheilkundlich orientierten Behandlers wieder kurzfristig zum Verschwinden zu bringen.
Genauso wichtig ist es aber auch, daß Sie bei Kopfschmerzen, die länger als 2 bis 3 Tage anhalten oder periodisch immer wieder auftreten, unbedingt eine Untersuchung bei einem naturheilkundlich geschulten Therapeuten, also zum Beispiel bei einem Heilpraktiker, vornehmen lassen sollten, damit so die Ursachen der Beschwerden aufgedeckt werden können. In meinen Praxen wenden wir dafür spezielle naturheilkundliche Diagnoseverfahren an, mit denen häufig auch dann noch Ursachen gefunden werden können, wenn schulmedizinische Diagnosemethoden keine greifbaren Resultate gebracht haben. Denn nur wenn die Ursachen bekannt sind, kann eine gezielte Therapie durchgeführt und ein Behandlungserfolg erreicht werden.

Literaturhinweise

Backhaus, Manfred: »Endlich schmerzfrei«, Band 1: »Rheuma — Naturheilverfahren besiegen die Volkskrankheit Nr. 1«, Autis-Verlag , Seibersbach 1983.

ders.: »Endlich schmerzfrei«, Band 2: »Kopfschmerz und Migräne Naturheilverfahren vertreiben die Qualen aus dem Kopf«, Autis-Verlag, Seibersbach 1984

ders.: »Naturheilmittel gegen Durchblutungsstörungen«, Ehrenwirth Verlag, München 1991

ders.: »Naturheilmittel gegen Frauenleiden«, Ehrenwirth Verlag, München 1991

ders.: »Naturheilmittel gegen Umweltgifte«, Ehrenwirth Verlag, München 1991

ders.: »Omas Hausapotheke neu entdeckt« Econ Taschenbuchverlag, Düsseldorf 1987

ders.: »Raucher-Sofort-Entwöhnung«, Verlagsunion Pabel Moewig, Wiesbaden 1977

ders.: »Schluß mit Erkältungen« Econ Verlag, Düsseldorf 1987.

ders.: »Was tun gegen Streß und seine Folgen?«, Verlagsunion Pabel Moewig 1981

ders: »Wege aus dem Schmerz«, Stedtfeld Verlag, Münster 1991

Beske, Fritz, Hubertus Cranz und Klaus Jorg: »Krank — was tun?« Meyers Lexikon Verlag, Mannheim 1986.

Flach, Grete: »Aus meinem Rezept-Schatzkästlein«, Hermann Bauer Verlag, Freiburg 1984.

»Der Gesundheits-Brockhaus«, Brockhaus Verlag, Wiesbaden 1984

Kaiser, Joseph: »Das große Kneippbuch«. Ehrenwirth Verlag, München 1975

Karl, Joseph: »Phytotherapie«, Verlag Tibor Marczell, München 1974.

Willford, Richard: »Gesund durch Heilkräuter«, Rudolf Trauner Verlag, Linz 1982

Zeller, Alfred P.: »Die natürliche Hausapotheke«, Pamir Verlag, Oldenburg 1982

Register

Bezugsquellenhinweis

Wenn Sie nicht wissen, wo Sie das eine oder andere der hier erwähnten Präparate oder medizinischen Geräte beziehen können, wenden Sie sich bitte an die ProVital GmbH, 6531 Seibersbach. Hier wird man Ihnen gerne weiterhelfen.